Beautiful Life

B
Beautiful Life

持續的技術

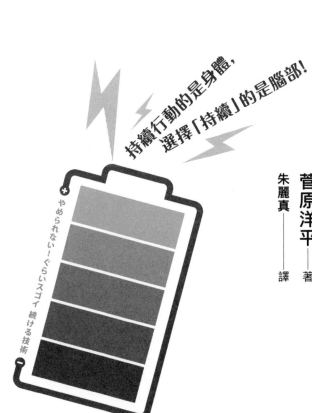

持續行動的是身體，
選擇「持續」的是腦部！

腦部復健專家／職能治療師
菅原洋平——著

朱麗真——譯

推薦一

可以在生活中立即自我改變並執行上手的持續技巧

近來市面上出現了許多探索意志力、拖延、習慣改變、目標設定的科普或自助式書籍，有從生命意義的大方向著手，也有從行為的獎勵和懲罰或動機、激勵的角度來切入，但對於想要在生活中能夠立即自我改變並執行上手的讀者，我誠摯推薦這本雖薄，但資訊絕對豐富實用的書。

本書的作者為專職復健工作的職能治療師，他從復健的著眼點開始發想，並聚焦關於「如何持續」的主題，這與心理學所關注的「行為改變」有莫大的關聯。

本書最吸引人之處，是用最簡明、清晰流暢的方式，以大腦生物性的角度來分析行為持續需要的相關條件，並擴展到動機提升、行動促發以及延續不懈的實際方法。作者細膩地拆解在養成一個習慣時，面對每一個細節、步驟時該注意的事項，並融匯心理學的種種知識，提供在遇到困難時的巧妙拆解方法，閱讀時可以讓讀者隨時、立即來使用。

在心理諮商中，促使個案的身心改變一直是最重要卻又最困難的主題。而在生活中，減重、健身、培養各種習慣，鍛練意志力與恆心等，無不需要經過重複的練習。

但是，設定目標雖然簡單，在行動的路途中遭逢的種種大小路障，大部分的人都曾親身經驗，稍有不慎就會回到原點，例如：沒有動力，想偷懶，忽然疲乏，喪失興趣與意義感，放棄與自責……時，該怎麼辦呢？

本書按照行動階段，帶著你一一來面對並解決這些問題，以下整理了本書的重要觀念，例如：

● 拿回主導權。以減重為例，如果你正巧對甜食上癮，那麼更別提要健康飲食和運動了。如果沒有用對方法，上癮一直都不是容易處理的狀況，要戒除上癮行為，作者提出了許多重要觀念，像是減少選項（食物的多種選擇性），觀察細節（主動覺察飲食），鍛鍊評估的能力（練習評估食量和飽足感）等，難度並不高，但都是臨床上被證實有效的技巧。

● 人必須學習自己做決定。因為在生活中若沒有自主的意見，我們便容易被舊習慣或環境拖著走。而這種自主，是決定一件任務是否能改變或持續的關鍵。書中提出了九個有趣的練習，我特別喜歡「一早立刻做決定」、「外食時，十秒內決定要點的餐食」，我想讀者在做這些演練時，應該會感到打破框架以及培養果決能力的快感。

● 以「持續」這個主題而言，本書教導讀者如何打造一個適合行動的場域，並以腦部生理節律的掌握，來讓行動能夠固化持續。由於腦部學習一個任務，需要克服三天的門檻，超過這個時間，腦部才會將其進一步的模式化而成為習慣，當觀察到小變化出現之後，才能累積成更大的動力。作者也提醒在持續的過程中不需要太完美主義，偶爾的失誤不需要定義為失敗，試著將評估的時間軸拉長，去看總完成的量，當完成的比例超過一半，習慣仍舊會被固定下來。

● 此外，本書也說明了自我對話與認知解釋的重要性。由於想法、信念是影響行動最主要的因素，我們經常會看到處於停滯期的人放棄，那是因為他的想法信念將此停滯解釋為「我這麼努力都還沒有變化，一切都是徒勞無功」。但是，如果可以更深入地去理解「就算表面沒有變化，還是在進步」時，或跟自己自我對話「停滯是重要的練習、重要的準備期間」。如此一來，是不是又感覺到熄滅的行動之火又緩緩開始燃燒了呢？

作者強調，當我們用正確、精確的語言打開腦部的功能，而不是籠統的命令自己，給負面結論，這時候語言就變得像是神奇咒語一樣，能讓行動力、持續力神奇地開啟。這的確是一般人經常所忽略的重要訣竅。

除了以上的重點，本書仍有許多實用有趣的概念技巧，有待各位去探索與實踐，讀者可以依照自己的行動進度，按章索驥去尋找不同的招式祕笈。相信作者的主題巧妙分類與精彩卻簡潔的說明，能讓生活中想要立志，持續向前行的你，擁有一本CP值最高的行動工具書。

賽斯身心靈診所臨床心理師　王淳

推薦二

透過持續的技術，為人生開創無限可能

時序來到了二〇一九年，許多人又開始設定新的目標了。

但我知道很多人在設定新目標時，心中也許會出現一些負面的聲音，例如：

「去年也是設這個目標，卻沒達成，今年又設定同一個目標，能達成嗎？」

「這個目標有點困難，我真的能實現嗎？」

這些負面的聲音，有的是對自我的懷疑，有的是過去失敗造成的慣性思考，都極可能導致今年的目標無法實現，再次飲恨！

如果你不想再重複一樣的循環，這本由菅原洋平所撰寫的《持續的技術》，相信能提供你非常好的方法。

這些方法，可以歸納為他所提出的，善用腦部的五個機制，分別是：

①停止非你所願的行動。
②自己決定行動。
③讓身體的動作自動化。
④覺察持續時的身體反應。
⑤想出可以搜尋持續行動的字眼。

我認為，這五個方法，無疑是先「肯定自己是自己思緒與行動的主宰」後，再搭配技巧性的方法，來持續「能趨向那個目標的種種行為作法」，最後終於導致目標的實現。

以我自己為例，其實我在二〇一八年的十月份，設下了減重五公斤的目標。但最後沒有實現，依然維持了原來的體重（還好沒有不減反增）。探究其原因，不外乎是沒有忌口、還是照原本的方式吃，以及在英國的好友回來，連續好幾天大吃大喝所導致的結果。

但上面的幾個原因，不過都只是表象與假象罷了，真正的原因，我想就是因為我打從內心深處「沒有真的那麼想減重」吧！

「每天工作那麼辛苦，為什麼還不能好好吃東西？」、「減了五公斤下來，會不會減太多？許多衣服豈不是都要重買了？」、「會不會看起來很不健康？」……這些潛在的疑惑與抗拒，想來才是去年我沒能順利減重的原因吧？但歸根究柢，這就是因為我沒有真心地想要把這五公斤給瘦下來，所有暫時性的運動、控制飲食，都是「非我所願」的行動，當然也就無法達到我所期待的結果。

因此，二〇一九年當我再次設定要在三月三十一日前減重五公斤時，就一定要照著菅原洋平在書中所介紹的作法：

停止非我所願的行動，開始把所有的行動，都當作是我自願的、我想要的。

以原本那幾個拉住我減重的想法，包括「每天工作那麼辛苦，為什麼還不能好好吃東西？」、「減了五公斤下來，會不會減太多？許多衣服豈不是都要重買了？」、「會不會看起來很不健康？」，分別都可以改為「工作很辛苦，不代表要大吃大喝來補償！隨著年紀增長，我哪有需要吃那麼多東西？」、「減了五公斤下來後，我看起來就像郭富城在電視上那樣清瘦了，穿起西裝也更加好看，不會再有那種讓人不舒服的緊繃感」，以及「那樣看起來超健康的！甚至可以出書教人如何健康減重了呢！」如此想法一改變，做的都是我自願而且喜歡做的事，怎麼會不開開心心地去改變呢！

我也將開始**自己決定行動**，每天快走一萬步，並搭配單槓來進行腹部、手臂以及背部的肌力訓練，**讓身體的動作自動化**，走路時必定抬頭挺胸，並且維持一定的速度，能站的時候就不坐。接著在過程中**覺察持續時身體反應**，如果發現體重開始變輕、肌肉更加有力、行走速度更快、腰圍開始縮小時，又更能刺激我繼續堅持下去。接著再搭配**搜尋持續行動的字眼**，例如「我過去曾經兩度順利瘦下五公斤，現在沒有理由不行」、「瘦下來，才能激勵更多年過四十的人瘦身減重不是夢，我不是為了自己而已」等。透過這樣的方式來持續改變，成為習慣後，想不瘦下來都很難啊！

有了持續的技術之後，很多原本「戒不掉的習慣」、「想達成的目標」，都將不再遙不可及，甚至是輕而易舉，因為你不再需要「奮鬥」和「努力」，要的只是「動動腦」與「持續對的行為並成為習慣」。而在達成目標之後，那種對自己的自信，又將更上一層樓，幫助你去完成下一個剛開始看似艱難的目標。

我期待大家都能透過持續的技術，為自己的人生開創無限可能！

激勵達人　鄭匡宇

前言

善用腦部的持續機制才是王道

奧運選手、比賽的優勝者以及取得輝煌成就的人，在接受訪問時，大多會異口同聲地說：「持續是很重要的。」、「能夠撐到最後真是太好了。」

聽到這樣的感言，大家心裡做何感想？

或許你會說：

「真的有人這麼厲害啊！」

「凡事都能持續的人果然不一樣。」

雖然心裡很清楚，也認知到持續的重要性，但你是否在某方面還是覺得「自己辦不到」，而已經放棄了呢？

「持續就是力量」。

這句話似乎對你我的價值觀帶來深遠的影響。一般人都有「持續＝優點」的共識，而且成就壯舉的人也都說持續很重要，但這個共識往往發展成「無法持續＝沒用的人」這樣的思維，甚至成為否定無法持續的自己，指責自己「沒有毅力」的原因。

持續很重要的這個概念明明已經滲透到我們的內在，卻還是無法持續，或者就算持續，卻沒有得到任何好處，原因是什麼呢？

無法持續，難道是毅力或性格使然嗎？

如果你那麼想，就錯了。**無法持續是因為，我們沒有正確善用腦部的持續機制。**

我是從事復健工作的職能治療師。

職能治療師的工作是與因疾病或事故而損傷腦部，暫時失去原有能力的人，一起思考「自己想做什麼？」、「為了能夠做到，可以活用哪些腦部與身體的機制？」，幫助這些人再次活出自我。

在腦部復健領域，持續的力量，也就是「持續」這件事，是很重要的課題。有人因為持續練習在治療中學到的身體動作，將身體功能發揮到最大，而能夠過著自己想要的生活。相反的，也有人在治療時可以運動身體，卻因為無法在日常生活中持續下去，不得不反覆入出院。

「能夠持續的人」與「無法持續的人」並非能力有所不同，重要的是自己所做的事情，是否符合腦部的機制。

為了持續某種行動或思考，並獲得理想的結果，必須依循腦部的機制，善用腦部。

我在許多公司幫助員工運用腦部與身體的機制，發揮更大的實力。這種找回失去能力的復健技術，可以直接用來幫助各位將現有能力提高到更高層次。

本書要介紹的，就是去培養這個已經運用在醫療領域，能夠「持續做自己想做的事」的方法。

我們常聽聞持續的重要性，但或許並不清楚持續對腦部而言，代表著什麼意思？持續後的結果有多好？如果能夠確實明白這一點，就能接受並且持續下去，避免錯誤的持續導致疲憊，也能停止責備無法持續的自己。

本書希望幫助各位善用腦部。一旦懂得腦部的用法，從結果來說，行動就能持續。

為了持續，本書將運用以下五個腦部機制：

①停止非你所願的行動。
②自己決定行動。
③讓身體的動作自動化。
④覺察持續時的身體反應。
⑤想出可以搜尋持續行動的字眼。

這五個機制不論從哪個著手都能派上用場。只不過，為了能確實地讓持續的力量發揮作用，需要選擇最適合現在的你的方法。

在序章中，需先判斷你需要的是這五個機制中的哪種「持續」，然後學習這五個機制分別受到哪個腦區的運作影響，接下來從第一章開始，介紹相應的各種具體對策。

過往因為無法持續想做的、該做的，而責怪自己的人，以及雖然持續卻感覺無法開花結果的人，應該能夠因為讀了本書，學會善用腦部的機制。

那就讓我們一起學會無可動搖的「持續的技術」吧！

職能治療師　菅原洋平

序章

若有這樣的徵兆，就不可能持續！

第1章 戒斷 取回被多巴胺控制的腦部

第2章

自己決定
人腦無法持續被強迫的工作

第3章

持續
不管想不想，身體都會自己持續

第 4 章

即使環境或生活型態改變，也不停止持續的方法

持續再持續

第5章 透過持續提高成果

序章

若有這樣的徵兆，就不可能持續！

小心！出現這樣的徵兆時，表示你已經受到腦部的擺佈

首先是暖身，讓我們先來客觀掌握現在的你與腦部是怎樣的關係。若符合以下所列舉的任何一項徵兆，代表你已經受到腦部的擺佈了。

「受到腦部的擺佈」這樣的說法，或許有人覺得刺耳。但本書並不會對腦部另眼看待，只是單純地視它為一個器官。

為了學會持續的技術，你要做的不是努力。因為該持續的是你的腦部。為此，必須徹底打造讓腦部容易持續的環境。

本書常會用一些寫法，就好像你的腦與你是完全不同的存在，一開始或許會不習慣，但是持續讀下去，自然就會懂得如何客觀管理腦部。

要讓腦部發揮持續的力量，必須掌握主導權，並善加利用它。

在檢視以下項目的過程中，你將了解是你在使用腦部，還是你正被腦部所用。每一項都是在習以為常的日常生活中可以加以確認的，請跟著一起回顧。

關鍵字是「腦部與身體沒有合一」。

打開電腦開始工作，就會忘了上廁所

冒昧請問各位，進到大型書店找書時，是否會莫名地感到尿急？

你來到大型書店，眼睛骨碌碌地看著架上陳列的書名、海報、類別編號、依照發音順序排列的作者姓氏卡等許多資訊，同時一邊走著。

但是，愈想悠閒找書，就愈想跑廁所，感到坐立難安。

其實這跟腦部的運作有關。

眼睛骨碌碌地轉動與尿急感覺毫不相干，但是這兩件事都跟乙醯膽鹼（Acetylcholine）這個神經傳導物質有關。

乙醯膽鹼關係到自律神經中的副交感神經作用，扮演著提高內臟功能的角色。

事實上，它會促進排尿。此外，乙醯膽鹼也有對新刺激做出反應的作用，所以與受到刺激，骨碌碌地轉動眼珠的功能也有關聯。

簡單的說，進到大型書店接觸到各種資訊，眼花繚亂的結果就是感到尿急。相對地，也有反而不想上廁所的現象。

我每天受理商務人士的各種諮詢，其中，我發現有很多擔任行政工作的人會在半夜頻繁起床如廁。

夜間頻尿時，首先要思考的是，白天如廁的次數是否減少。

我們每天的排尿量大致上固定，一旦白天沒有達到那個量，就必須在夜間補回，因此半夜會起床如廁。

聽他們描述，非常多人回答：「因為白天坐著使用電腦辦公，經常忙到沒有時間上廁所。」其實，這跟剛剛的「眼睛骨碌碌地轉」有關。

相對於在書店看到許多訊息，進行電腦辦公這類眼球運動極少的作業時，乙醯膽鹼的分泌減少，副交感神經的活性也降低，因此提不起排尿的欲望。

於是，便忘了上廁所。

忙到忘記上廁所，聽起來很偉大。但是，無法管理屬於人類基本功能之體內水分，就談不上懂得用腦。

在必須帶著緊張感的場合，腦袋卻一片空白

重複單純作業時還情有可原。但你是否有過這種情形呢？明明主管正在說話，或者在客戶公司聽對方說話這類重要場合，你卻整個放空沒了意識，甚至睡著。

這種情形是絕對要避免的，但是對於逕自飄走的意識實在是束手無策。

讓腦部清醒的物質之一——去甲腎上腺素（Noradrenaline），是強烈關係到我們是否專注或者放空的神經傳導物質。

請回想一下至今非常專注的時刻，那時你正在做些什麼事情？

肯定不是什麼無聊又不斷重複的單純作業。從事單純作業時，去甲腎上腺素的分泌會減少，腦袋也會呈現放空狀態。

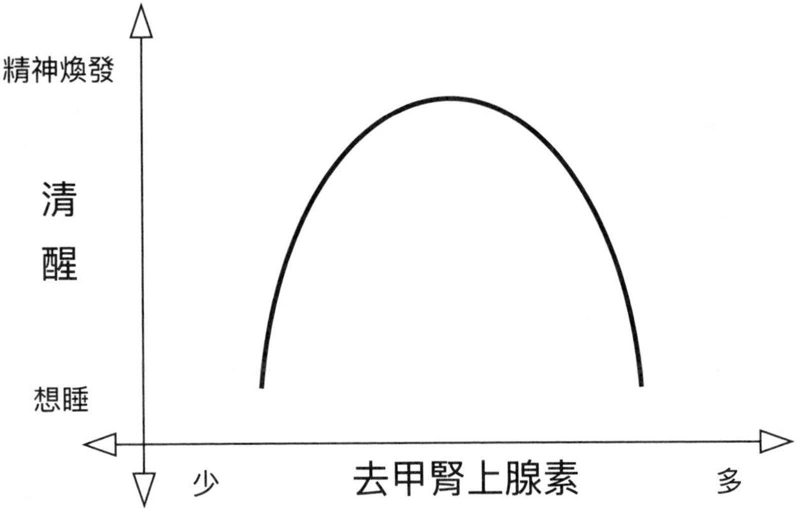

那麼，處於極度緊張的狀態，或者正在解一道根本不懂的難題時又是如何呢？恐怕這時也是思考停擺，什麼也無法想，腦袋一片空白吧。

這裡以圖來表示去甲腎上腺素的分泌量與專注力的關係。

縱軸是代表頭腦清醒程度的清醒度，橫軸是去甲腎上腺素的分泌量。

當處理的課題單調時，去甲腎上腺素的分泌會減少，清醒度也低。隨著課題難度增高，分泌量與清醒度也會跟著提高。

但是一旦超過中間值，分泌量愈

高，清醒度反而降低。這個圖因為像一個倒U字，一般稱之為倒U型曲線。

在應該要專注的場合，通常去甲腎上腺素的量會到達倒U型曲線的中間左右，讓我們可以確實專注。

但若是在重要場合頭腦反而一片空白，代表去甲腎上腺素無法順利調節，分泌過了頭。不是你無法專注，而是去甲腎上腺素使你的專注力降低。

無法順利翻動正專心讀著的書頁

你是否有過這種經驗：

專心讀書準備功課，要將內容記到腦子裡，讀完書頁的最後一句要翻到下一頁時，卻卡卡地無法順利翻動。

興奮緊張的時候會流手汗，當注意力提高時，很自然地，掌心或者指尖會微微冒汗。

冒汗有排出偏高體溫，維持體溫在一定程度的作用。但是事實上，手上的汗水還有另一個重要的作用。

那就是「止滑」。

猴子這類會爬樹的動物，為了不在樹間跳躍時不慎掉落，手會冒汗，在可能失足，緊張感與專注力高漲的瞬間，透過流手汗發揮「止滑」效果，避免危險發生。

人類也具備這個功能。比方說，在超級市場購物時，塑膠袋開口一直搓不開，這時從事高難度的心算等，給自己施壓提高專注力，加速排手汗，就能簡單搓開塑膠袋或者翻頁。這些都已經透過實驗獲得證實。

即使人體原本就具備這樣的機制，還是很難翻動正專心讀著的書頁，如果有這種情形，**就是腦部與身體的作用沒有合一的徵兆。**

專注時的冒汗，是由隨情緒反應的杏仁核（Amygdala），以及將注意力放在行為對象上的前扣帶迴皮質（Anterior Cingulate Cortex）所負責，無法適時冒汗、很難順利翻頁，代表著不是這些腦區沒有確實運作，就是腦區發揮作用了，但是身體無法跟上，做出反應的緣故。

不論如何，要善用腦部，就必須先打造出可以在適當場合做出反應的腦部與身體。

常喝咖啡或吃巧克力，導致身體發癢

提振精神準備工作時，你的桌上是否有咖啡或者提神飲料？或者，停下工作抽菸時，會習慣吃個巧克力？這些都是攝取咖啡因的行為。

如果你習慣性地攝取咖啡因，在洗澡後或者剛起床時，是否會感到身體發癢呢？這其實是攝取過多咖啡因的徵兆。

事實上，咖啡因與發癢，都跟腦部的作用有很深的關聯。

雖然有點複雜，但是，一旦理解腦部的想睡機制，就能知道正確使用咖啡因的方法。

腦部在醒著的時候，睡眠物質之前列腺素D（Prostaglandin D）會停留在腦脊髓液裡，滿了之後，會變成腺苷（Adenosine）這個物質。腺苷會增加有安定神經作用的γ-氨基丁酸（GABA），那是有緩和興奮以及緊張、不安作用的神經傳導物質。γ-氨基丁酸可以鎮定讓腦部清醒的組織胺（Histamine），透過γ-氨基丁酸抑制組織胺，我們就會變得想睡。

相對此機制，咖啡因會阻斷腺苷增加γ-氨基丁酸的作用，一旦受到阻斷，組織胺就不會減少。

組織胺除了扮演讓腦部清醒的角色，也有會癢的作用，所以成藥中的止癢藥物一般都含「抗組織胺藥」。

為了能有適當睡意，理應減少的組織胺，如果因為咖啡因，變得無法減少而殘留體內時，過多的組織胺就會造成身體敏感部位發癢。

這麼一來，就會在與人說話時，出現搔指關節或者脖子、太陽穴的舉動。

在說話及進行簡報這類令人緊張的場合，腦部會因為組織胺的增加而更加清醒。如果在組織胺已經慢性殘留的狀況下又讓它增加，組織胺將過度反應，導致身體發癢。

正在接待客人的店員或者正在進行簡報的人，如果同時搔這搔那的，會給人留下不可靠的印象。

到頭來，以「提振精神」為由攝取過多咖啡因，反倒影響了腦部的清醒與睡眠的基本功能，這正代表了不懂得自我管理。

客觀地管理自己的腦部，不能只靠氣勢，還要了解它的機制，選擇與目的相符的行動才是。

做什麼都感覺意興闌珊時，有可能是貧血

埋首做事時，腦中會分泌名為多巴胺（Dopamine）的物質。

一般已知多巴胺在戀愛時會增加，讓我們可以不在乎別人目光，熱衷於事物中，彷彿整個心思都在喜歡的人身上。

你還記得最近對什麼事感到熱衷嗎？現在是否茫然地過著每一天，不再被任何事情吸引了呢？如果是這樣，或許**不是因為你的熱忱與熱情減少，而只是因為你腦中的多巴胺不夠**。

事實上，在多巴胺的製造過程中需要鐵。酪氨酸（Tyrosine）這個物質會透過鐵離子生成多巴胺，也就是說，缺鐵會造成多巴胺的不足。

如果對什麼事都提不起熱忱的人，是否曾在血液檢查中被指出缺鐵呢？明明

缺少讓腦部熱衷的原料，卻煩惱沒有幹勁，勉強要提振士氣也是很難解決問題的。

鐵是人體無法合成的物質，只能藉由食品等外部補充。從這個觀點來看，「幹勁」無法靠自己製造，或許本來就需要由外注入。

所以，缺鐵不單會引起頭暈等症狀，也會影響幹勁，必須確實補充。

或許有讀者注意到了，這些檢查項目的共通點就是，**因為物質的作用以及腦部的空轉，導致無法做到生存所需的基本行為**。

這些都是腦部與身體機制沒有合一的典型徵兆。為了讓想做、應做的事情可以一直持續下去，前提就是要先讓人類的基本功能確實發揮作用。

你或許是受到本書標題「持續的技術」的吸引，單純想知道讓行動持續的方法，而伸手拿了本書。

但是如果你符合這裡所列舉的項目，在學習「持續的技術」之前，請試著從根本改變腦部的運作。若能夠繼續閱讀本書，應該就能夠從根本改變與腦部的互動。

動機① 覺得「必須停止」，卻停不了的人

想要擁有「持續的技術」，通常有五種動機。
本頁起將依序做詳細介紹，請先試著檢視現在的你符合哪幾項。

●你是否有這樣的口頭禪？
「明知不太好，但還是做了。」
「好像累到透支，提不起勁。」

上網、零食吃不停、熬夜、工作拖延……一方面想要有效活用時間，卻還是持續著不好的行為，**這不叫持續，而是被腦部逼迫著持續。**

讓你的惡習持續不斷的，是以位於腦根部腦幹裡的中腦為核心的獎勵系統。獎勵系統會煽動你的期待，引誘你行動後又背叛你的期待，再透過提高下一個期待的機制，操控著你的行為。

為了能持續想做的事情，得先解開這個獎勵系統的束縛。

動機② 可以戒斷卻無法作主的人

●你是否有這樣的口頭禪？

「其實沒那麼想做。」

「反正只要我做就好，對吧！」

平常會脫口說出這類台詞的人，工作或做家事等的態度是「不得已才做」。因為有被迫去做別人所決定之事的感覺，不自覺脫口而出的話，聽起來就像在發牢騷、抱怨。

也可能在大家與艱困環境拚搏時潑人冷水，或是不自覺地講些話，讓身旁人的努力化為烏有。

當然，也容易將行動無法持續的理由怪罪他人。

對腦部而言，行動由自己決定與由他人決定，其作用方式完全不同。與幹勁相關的內側前額葉皮質（Medial Prefrontal Cortex）這個腦區，一旦由他人決定的事情失敗，其活性會顯著降低。但是自己決定的事情即使失敗，也不會降低活性。

人腦就是有這樣的機制，可以透過自己決定行動，打造不輕易被打敗的心。

動機③ 停得了，也能作主，但是無法持續的人

●你是否有這樣的口頭禪？

「我就是無法持續的人啊！」

「好多事情都想做喔。」

起心動念開始做一件事，卻只有三分鐘熱度，這種事常聽到，一般都認為是典型「無法持續」的人。但是這跟「幹勁」這類心志強度完全無關。

總是三分鐘熱度的人，是因為給了腦部無法持續的環境所致。

腦部覺得每次行動都得對身體一一下令，實在太沒有效率，所以才會將行動簡略、模式化。

隨時在處理許多事情的腦部很耗能，為了不用每項行動一一規劃，也就是說，為了不消耗太多能量，會以節省能源為優先。

無法長久持續，就是因為腦部會避免將能量花在新事情上，會以已經形成模式的既有行動為優先所致。

這就是「無法持續的原因」的基本結構。

腦部透過大腦底部的基底核（Basal Ganglia）將行動模式化。

「地點」、「時間」、「工具的位置」等是模式化的幾項標準，若無法正確設定，將無法進行新的模式化。相反的，只要能夠有效設定，就能讓腦部持續行動。

動機④ 原則上能夠持續，但是會半途而廢的人

●你是否有這樣的口頭禪？

「這以前做過。」

「工具一應俱全，但想到要再開始就覺得麻煩。」

可以開始新的事情，開始後也能持續到某種程度。但是，一旦因為某些因素中斷，要再開始就覺得麻煩。這樣的人很自然地常常話當年，說著「這以前做過……」這類的話。

就像早先介紹的，行動能夠持續，是因為能將行動模式嵌入腦部的緣故，不須特別下工夫，身體自然地動起來。

但是，只要不注意，這個自然的行動就會在某個時間點因別的行動攪局，而切換到別的行動上。

詳情將於第四章說明。為了讓已開始的事情持續，不要半途而廢，重要的是要做到「不做就會不舒服」的程度。

這裡所謂的「不舒服」，是指身體會出現感覺怪怪的、不自然的反應，我們稱之為「情緒」。

情緒比呼吸、心跳、冒汗等情感更早出現，持續時若能將注意力放在情緒上，就能達到中斷會感覺「不舒服」，持續反而自然的境界。

情緒中樞位在下視丘（Hypothalamus），透過關注接收情緒感覺的大腦頂葉（Parietal Lobe）的運作，就可以達到不繼續做反而不舒服的境界。

動機⑤ 雖然持續，但是無法有所成果的人

●你是否有這樣的口頭禪？

「持續下來了，但也沒有因此變得怎樣。」

「喜歡但不在行，只是做而已。」

對腦部而言，持續行動的真正目的，不是行動本身的持續，而是某些能透過那個行動獲得滿足的事。

為了持續該使命，即使表面的行動形式有所改變，但所有行動都是朝向共同的目標，這正是持續的理由，是我們存在的體現。

持續實際行動的雖然是身體，但選擇行動的是腦部，人腦有容量限制，一

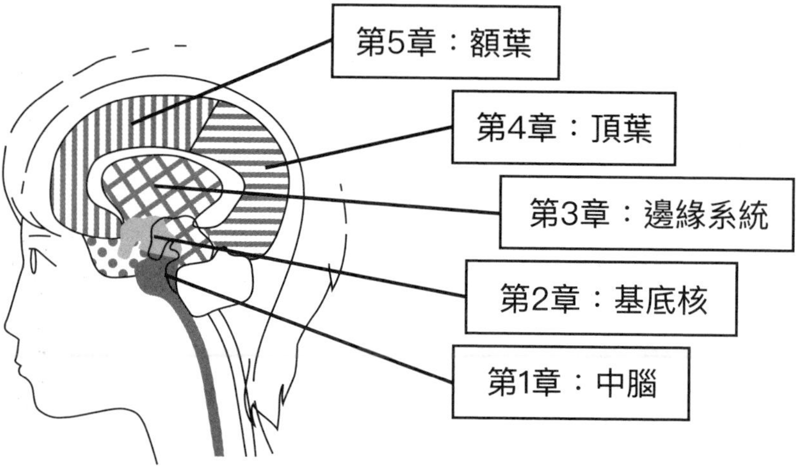

旦超出容量，將錯失眼前機會，變成將時間與能力耗費在漫無目的的持續上。

為了能夠運用有限的容量，朝我們所希望的目標前進，腦部具備壓縮容量提高效率的機制。在任何處境都能想出解決辦法，在艱苦情況下能夠不屈不撓的人，便有優異的壓縮此容量的能力。

壓縮後的團塊稱之為組塊（Chunk），鍛鍊組塊化（Chunking）的能力，將有助於我們活出自己。

持續所需的腦部機制

你屬於以上五個動機的哪一個呢？

在此，將所列舉的項目從腦部的基礎（低階），依序往應用（高階）的順序排列，從第一章起，將依序介紹每一種機制與具體的活用方法。

腦部的基礎作用一旦動搖，便無法發揮更高階的功能。

前面列舉的口頭禪，如果你覺得

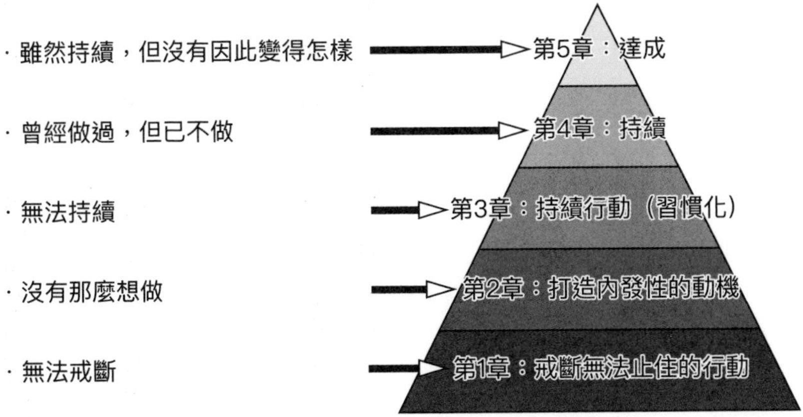

很熟悉，便可以從那一章讀起。但是可能在別種情況下，又會出現不同階段的口頭禪。

由下往上鍛鍊腦部是最紮實的。但是每天生活忙碌，狀態可能會在五個階段來來去去，因此請先認清自己的腦部屬於哪個階段的問題，依照不同時段，充分活用腦部的機制吧。

為了確實培養「持續的能力」，建議依據腦部的機制，從最基礎的第一章依序學習。不過，如果發現最適合目前的你的用腦方法，請務必從該階段著手。

第 1 章

戒斷 取回被多巴胺控制的腦部

「想停卻停不了」，真的如此萬惡不赦嗎？

聽到「成癮」二字，腦中會浮現怎樣的畫面呢？是電影裡苦於藥癮或酒癮的人嗎？

你是否覺得有成癮症狀的人，離自己很遙遠？

一般成癮的定義是，「對該人而言，使用某種或特定物質，極大優先於其他曾經比較重要行為的一種生理、行為、認知現象」（ICD-10（譯注））：精神以及行為的障礙導致）。簡言之就是，過去認為生活規律一事具備很大的價值，現在卻有更優先於它的事，即使打亂生活步調也要從事該行為的狀態。

除了毒品以及酒精，也有人上了小鋼珠、購物、智慧手機的癮，原本的行為驟變，無時無刻不想著那件事，那件事逐漸成為一切事物的標準。

成癮最可怕的地方在於，從事該行為時，甚至沒有意識到自己正在做那件事。

有成癮症狀的人都會說同樣的話——「怎麼會變成這樣」、「意識到時已經是這樣了」、「無法回頭了」。

話說回來，過往，你的行為是否曾因為受到哪些影響而改變呢？

比方說，為了購買電視上介紹的養生食品專程前往超市，或者使用平板電腦後，發現很方便，而養成了睡前觀看影片的習慣。類似這樣，明明沒有那麼強烈地想，卻不知不覺就變成那樣了。

這就是腦中起了跟成癮一樣的變化，只是程度有所差異。平常若總是在成癮機制下行動，有一天你會驚覺「怎麼會變成這樣」，開始後悔起自己的人生。

為了不要將人生的寶貴時間浪費在怨嘆「怎麼會變成這樣」，一定要避免被腦中的成癮機制控制。

注：國際疾病傷害及死因分類標準第十版。

別再用紅蘿蔔激發幹勁了

最近似乎有愈來愈多的公司藉由推動「健康經營」，透過讓員工變得健康來提升業績。不知道是否因為這樣，有愈來愈多企業邀請我以有效實踐健康經營的方法為主題，進行演講或參與討論。

健康經營所需要的正是「持續的技術」。

健康經營的營運團隊預防代謝症候群的方法是：走路、戒菸、每天吃三餐。但卻煩惱於不知如何刺激員工的幹勁，因為健康經營的目標不是治療疾病，是屬於前一階段的預防，基本上是要讓目前沒什麼健康問題的人願意去做。

討論時一定會談到的就是，對於「沒什麼健康問題的人」，要拿什麼當作「紅蘿蔔」。

在馬的面前吊掛一根紅蘿蔔，馬就會一直跑。就像那樣，要給員工看到所謂紅蘿蔔的獎賞，激發他們去做。

一般會拿加薪或者休假、飯店住宿券、人氣健康商品禮盒等當紅蘿蔔，沒有人不想要，而且報酬具體，簡單明瞭，馬上可以收到成效。

但是，如果員工對那些紅蘿蔔生膩了的話，不準備不同的紅蘿蔔，他們就會失去做的意願。於是，經營團隊每天都在想著可以拿什麼當紅蘿蔔。

從員工的立場來看，或許有人會覺得「好像被當成傻瓜了」。其實冷靜想想，「表現好就給零用錢」，這並不是對待成人的方法。但是，不知道為何，負責健康經營的人卻一直想著給紅蘿蔔。

或許有人對待自己，也是以給紅蘿蔔的方式。

小到告訴自己「再撐一下，事成後去吃貴一點的冰淇淋」，也是不折不扣的紅蘿蔔。你是否也像這樣，會在自己面前吊根紅蘿蔔，讓自己持續行動呢？

以紅蘿蔔激發幹勁，利用的就是前面介紹的成癮機制。

在腦部研究日新月異的今天，如果要讓人採取行動，結論是得用紅蘿蔔，那實在太令人難過了。讓我們從現在開始，擺脫讓人成癮的紅蘿蔔，學習像樣的「持續的技術」吧。

多巴胺就是一種紅蘿蔔

要擺脫紅蘿蔔，得先知道紅蘿蔔（＝獎賞）是什麼意思。

紅蘿蔔的真面目是神經傳導物質多巴胺。如同序章中提到的，它會影響幹勁，是會讓我們熱衷、埋首於事物的物質。

多巴胺會激發幹勁，但不見得都是正向的幹勁，事實上，**多巴胺也是成癮的原因物質**。從酒精、香菸、毒品、小鋼珠，到智慧手機、電玩、購物等生活事物，都能導致成癮，它們的原因都跟多巴胺有很深的關聯。

拿這類物質當紅蘿蔔，稍有不慎，反倒有失足的危險。

本章的主題「戒斷」二字，就是要擺脫因多巴胺的成癮機制，而持續做著的不當行為。為了不讓人生受到多巴胺玩弄控制，需先詳細了解多巴胺的特徵。

首先，多巴胺會影響我們的學習。以拮抗劑阻斷接收多巴胺的多巴胺受體，會阻礙為了獎賞而去做某事的學習機制。相反的，服用多巴胺的前驅物L-DOPA，讓多巴胺更容易被大腦吸收，則會加強此一學習機制。

簡單說就是，因為多巴胺的緣故，我們將紅蘿蔔認為是獎賞，去記住可以獲得它的行動。

一般稱多巴胺的作用為「酬賞預測誤差」，透過判斷可以獲得多少獎賞，是否符合期待或低於期待，來決定自己的行動。

比方說，電視節目在「稍後馬上回來！」的旁白後進了廣告。「稍後馬上回來」這句話彷彿在預告「等一下給你獎賞」。多巴胺會在接收到這個預告的同時，開始在腦內增生。多巴胺所製造的情感是期待感，廣告之後到底會有怎樣的驚喜呢？期待在心中高漲。

原本多巴胺的反應這樣就結束了，在實際得到獎賞時，也就是廣告結束後再次觀看節目時，多巴胺的數值不會變化。

而當不如預告所言，無法獲得獎賞時，也就是說，播出內容不同於預告時，多巴胺會以很快的速度減少。看了廣告之後播出的內容，感覺「什麼啊……」而失望，甚至也忘了到底在期待什麼。期待被煽起之後，有遭到背叛的感覺。

在電視的例子裡，只有在過去曾經看過如預告播出的驚奇影像的經驗，才會在每次的預告後繼續守著電視。那是可以理解的感覺，「下次也一定不失所望」，所以會繼續等待。

這就是「強化學習」的機制。

一旦在預告之後，得到超乎預期的獎賞，就會繼續可以獲得獎賞的行動。「強化學習」的一個有名例子是，「一旦做了某個行動（按按鈕等），就能得到獎賞（甜美果汁），或者遭受懲罰（遭電擊麻痺等）」這類型的實驗。

對動物進行這類實驗時，一開始牠們會不知所措而胡亂行動，一旦獲得某項報酬，會嘗試錯誤去找出「怎麼樣才能得到」，最後會發現規則。

如果多巴胺的作用僅止於此，我們被預告煽動之後期待又總是落空，就會覺得厭煩，而不再看電視。但是多巴胺另有一個補強此「強化學習」的機制，那就是控制注意力的機制。

首先，若曾經得到過超乎預期的獎賞，期待感會在每次預告時被煽動，同時會一直想著曾經得到過獎賞這件事，即使電視關著，也會心繫於它。因為是沒有覺知地在意著，所以自己不會發現。而因為這個「過度在意」的機制，即使期待遭背叛，還是學不乖，會繼續期待。

我想你已經發現到了，從多巴胺的作用來看，是絕對無法獲得「滿足」的。只會不斷地重複著期待與行動。

多巴胺消耗量極大

工作中使用電腦時，以為有電郵寄來，會一直去點開信箱。即使沒有重要事情，還是會想著「說不定……」，而想確認郵件。

這也是剛剛所說的，經過「強化學習」，而過度在意電郵的多巴胺產物。

在二〇一五年做的某項調查中，算出了上班族每小時確認電子郵件的平均次數。

你覺得會是幾次呢？

結果竟是平均三十次。這當中當然也會有重要郵件，但是我們因此知道，因為在意而點開信箱，這個**多巴胺的作用讓工作效率顯著降低**。

人在多巴胺的控制下做事，所引起的弊病是慢性疲勞。

腦部是不斷在消耗能量的器官，不管做什麼，或不做什麼，都會用到能量，耗能約全身的百分之二十，是個能源效率相當差的器官。當中特別耗能的就是多巴胺的作用。

在讓老鼠按按鈕，刺激腦內報酬系統的動物實驗中，老鼠會廢寢忘食地不斷按按鈕，放著牠不管，最後就是死亡一途。

你是否有過這樣的經驗？看電視、上網到深夜，那天並沒有特別做什麼事，卻感到十分疲勞。程度可能有所不同，但是那種疲勞跟前面提到的累到虛脫的老鼠是一樣的狀態。

腦部能夠使用的能量有限，如果不想辦法將能量挹注在實際的行動，避免將許多能量耗費在虛無的期待感，將無法擺脫總是疲勞的狀態。

多巴胺太多，腦部將無法判斷價值

確認電郵、瀏覽社群網站時，你是否有過這樣的想法？「可能跟自己無關，但還是看一下吧！」。這個「還是看一下」就是多巴胺的產物，是浪費能量的主因。

比方說，隨意瀏覽社群網站，看到了預期之外的好康資訊。類似「喔，有人上傳了新口味的甜點訊息！」，雖然跟當下的你所需要的資訊無關，但是屬於「新鮮事」。

你的腦部因為得到了「新鮮事」這個預期之外的獎賞，會重複多巴胺的強化學習。

此時，也會同時記住瀏覽社群網站的一連串行動以及其他資訊。躺在床上漫無目的地盯著朋友的社群網站、為了瀏覽該資訊而使用智慧手機、搜尋App等都是，「或許下次又能因此得到獎賞」，類似這種感覺，會把跟自己無關的事情、稱不上喜歡或不喜歡的事情，都當作「好像有意義的事情」而記住。

通常，**腦部會在睡眠時整理腦中累積的資訊**，判斷那些資訊的價值，刪除不要的，只留下真正必要的。

若是剛才的例子，只有「某家甜點店推出了新口味的產品」這個資訊被留下，其他曾經看過的不必要資訊會被刪去。

如此一來，取得並記住那個新商品的資訊，過幾天就會採取前往店裡購買，這樣的合理行動。

但是，當多巴胺的濃度居高不下，不斷重複「想停卻停不了」時，會將一連串的資訊，以及在同一個時間點所看到的無關緊要的資訊，全都視為「好像有意義的東西」，而想要留下來。

於是，會將瀏覽社群網站的一連串行動本身，視為獲得預期之外獎賞的手段，想要保存下來，結果就是，「可能跟自己無關，但還是看一下吧」，於是隨時盯著社群網站，持續這樣的行動。也因此，愈來愈多人無法不看社群網站。

順道一提，二〇一四年調查社群網站用戶平日的平均使用時間是七十點九分鐘。如果瀏覽社群網站的總時數超過一小時，有可能是腦部已經無法刪除不需要的資訊的緣故。

停不下來不代表就是在做「喜歡的事」

如果身邊坐著一位老是在玩電玩的人，你可能會虧他說：「你真的很愛打電動耶！」

我們總是認為，停不下來，會不斷做的事是因為「喜歡」，但其實那是錯的。事實上，腦部「並不喜歡」那個行為。

就像剛剛所說的例子，老盯著社群網站看，並非因為腦部喜歡社群網站，只是無關喜惡，漠然地看著，其實腦部根本無法判斷做那件事有沒有價值、喜不喜歡。

如果會說停不下某事是因為「喜歡」，那可能是因為過去曾被某人說過「你真的很喜歡做這件事耶」；或者是別有目的，比方說「我喜歡睡覺」，其實語氣裡是想表達「我每天都犧牲睡眠忙碌打拚」。此外，在職場，也可能因為顧慮同事，會說「加班到很晚也不辛苦，因為我喜歡這個工作，所以不在乎加班」。

對自己用「喜歡」這個字眼，只會讓腦部誤以為真的在做喜歡的事。也許你會覺得這些是小事，但其實是非常危險的。

在多巴胺的機制裡，沒有所謂的喜歡或討厭，只是因為可能再獲得獎賞而做出反應。

如果對於不怎麼喜歡的事開始說「喜歡」，自己的價值觀也會變得模稜兩可，就會為了「真的自我是如何」這類問題，陷入漠然的煩惱中。

相反的，對於真正因為喜歡而做的事，多巴胺反而不發揮作用，不會鑽進細節裡，也不會殺紅了眼似地只想抓取，對於喜歡的事仔細觀察進行分析，帶著深厚的感情去做它。能夠仔細觀察事物或人的時候，也就擺脫了多巴胺的束縛。

要小心，不要把停不下來的事說成是「喜歡」。

稍後會提到，不論是好的還是壞的，**腦部都會對你所說的每句話敏感地反應。**

多巴胺原本扮演的角色是？

截至目前的介紹中，多巴胺成了欺騙腦部、浪費能量的無用之物。其結果是降低工作效率，也是成癮的原因。

那麼為什麼腦部具備如此危險的機制呢？如果沒有別的作用只會帶來危險，應該早在人類進化的過程中被淘汰才是。

事實上，多巴胺原本是人類生存所需的物質，線索就在動物的獵食行動中。

哺乳類動物一旦空腹，腦部會對身體下達「努力抓獵物回來」的指令，調節身體動作的基底核會通知感官系統與運動系統做好準備，以發揮最佳實力取得食物，然後順利捕到獵物補充營養。

此外，透過老鼠的實驗已經得知，攝取糖分後，葡萄糖一旦增加，多巴胺也會增加。也就是說，從空腹狀態到辛苦找到食物，獎勵系統有所回應，會進行多巴胺的強化學習。這麼一來，一餓就要獵食的這件事更被強化，其結果就是生存得以維持。

因此，**多巴胺的機制原本是因應生存所具備的**，多巴胺不是壞人。

不過，對於深陷現代消費社會的我們的腦部來說，有飯吃這種程度，已經稱不上是「獎勵」，一天吃三餐是理所當然，對於在完全空腹前，一到固定時間就吃飯的飲食生活來說，追求比獵食行動更令人期待的下一個獎勵，成了多巴胺的主要任務。

這是虛無的期待感，是慢性疲弱的由來。

那麼，該如何是好呢？

簡單地說，就是遠離這個消費社會，自己的事情自己做，過著為了生存必須採取行動的生活，多巴胺就能恢復其原本所扮演的角色，幫助我們認真過好每一天。

改變生活環境的難度高。但是，偶爾為之也是一個方法。

如果你有在週末外出露營或者登山的嗜好，那對腦部來說，是讓多巴胺的機制復原的活動。讓自己有時間接觸大自然，遠離虛無的期待感，應該就能有用腦思考與實際行動合一的體驗。

只不過，這並不是每個人都能做到。因此，我們需要身處於消費社會的同時，順利控制多巴胺的技術。

為了找出那個方法，需要更進一步探討多巴胺的性質。

接著就來介紹不被多巴胺牽制，馴服多巴胺的具體方法。

本章的主題是，為了「持續」，得先「戒斷」。

但不是要想戒零食的人不再吃零嘴，而是打造想戒斷時，隨時都能停下來的腦部。

為了讓多巴胺回到原本的工作崗位，成為生存的助力，就要與想戒斷的事情保持「距離」。

為了馴服多巴胺，得善用多巴胺的弱點，可運用以下六種對治法。

【多巴胺的對治法】

①共享話題。
②觀察細節。
③做好準備工作。
④減少選項。
⑤鍛鍊時間觀念。
⑥說出多巴胺耗盡時的感覺。

接下來，讓我們依序看下去。

①共享話題——將想戒斷之事的魅力與他人分享

想停卻停不了的原因是，過於在意已經強化學習的事物上，隨時在意著那件事。

類似「或許有電子郵件寄來了」，這類的過於在意，便可以透過共享獲得解決。

比方說，家長看到孩子在打電玩，也不先弄清楚電玩內容，一開口就是訓斥「不要再玩了」。結果，孩子還是繼續玩，完全沒聽進父母的話。

事實上，孩子的腦部因為多巴胺的關係，注意力過於集中在電玩上，父母的聲音只是打擾他們的噪音罷了。

但是，如果能先跟孩子聊聊遊戲的內容，孩子的腦部會起變化。聊電玩的同時，必然也會注意到父母的反應。孩子可能會列舉別的事情說明電玩的內容，會想著如何簡略說明讓父母搞懂，這麼一來，就能夠分散盯著電玩的注意力。

親子一起聊電玩，就能分散多巴胺追求報酬與專注的功能。

如果父母的反應是「喔，真有趣」，將在孩子的腦中**形成新的報酬，進而被強化**。於是他們對父母的表情或講的話會愈來愈注意，如此一來，過度在意電玩的情形就會減弱。

與其跟他們說「不要再玩了」，不如跟他們聊「玩到幾級了？」、「愈來愈好玩了」，藉此分散他們的注意力，停止再玩。

想停卻停不了的事，其實很多都是只有自己知道的「祕密」，像是藏起來的甜點、不能給別人看的手機內容、在職場明明做事嚴謹，在家卻很懶散……這類擔心被別人知道會沒面子的事。一旦這麼想，就停不下來了。

而這正是多巴胺引起的過度在意的產物。

所以，從多巴胺那兒找回自我的方法之一，就是不要有祕密，要試著告訴別人。

但不是跟別人說「我無法停止不〇〇耶」，而是將你在意的事物說給別人聽，讓對方也能理解，像是：那個甜點有多好吃、社群網站的資訊對自己多有幫助、在家懶散度日有多舒服等。

此時，聽眾愈多，你的注意力就會分散到對方的反應上，如此一來，就能找回自己，取回對多巴胺的主導權。

②觀察細節——熨燙衣物

出乎意外的，門診時很多人都說，會在坐立難安、心事重重的時候去熨燙衣服。其實這也是抑制多巴胺的好方法。

多巴胺會讓我們過於專注某事。但那只是不看周圍罷了，不是因為很會觀察細節。就像問吃起甜點就停不下來的人，那個甜點的形狀以及作法、口感、滋味等細節，他們根本答不出來一樣。

多巴胺的過於專注，是「被迫」的專注，被動的專注。**但若能由自己主動專注，就能抑制多巴胺的反應**。

主動專注不見得是有興趣或感到好奇的事，在沒有外在的強制或誘導下，自己專注於事物上就是主動專注。但是，沒有經過訓練，是無法熟練控制專注力的。

在這裡推薦的訓練，就是熨燙衣物。

熨燙衣物是需要觀察細節、熟練，才能做得好的事情，因為必須觀察皺褶的方向、襯衫的接縫等，自然就能發揮主動專注。其他像是擦鞋、刷洗鍋子或玻璃杯、打掃廁所等，很多家事都適合用來鍛鍊主動專注。

只不過，不可以在從事這些事情的同時看手機或者聽音樂。如果有那麼一丁點「不同時做點什麼很浪費時間」的心態出現，代表你仍在多巴胺的支配之下。

為了遠離多巴胺造成的被動專注，一定要一次只做一件事。

③事先做好準備工作——零食不要直接從袋子拿出來吃

我們的日常生活已經受到「無法預期的報酬」所操控。

「無法預期」也就是沒有準備好的狀態。相反的，若能在做之前確實做好準備，就能明快結束那件事情。

比方說，突然好想吃零食，若無法戰勝欲望還是想吃，請先將袋中的零食倒在盤子上再吃。看不到袋中零食時，腦部無法推測「到底能吃多少」，而在「無法推測」的狀態下，會讓腦部期待無法預期的報酬。

再比方說，便利商店賣的炸雞，在紙包著的狀態下，不需要看到雞肉也能吃到。但是一旦將它放到盤子上，知道吃完的狀態，在那個瞬間，「無法預期」變成「可以預期」，你的行動就會打住。

同樣的，請試著不要再分心滑手機，好好地使用手機吧。

該怎麼做呢？先決定一把在家裡專心看手機時要坐的椅子，事先想好要搜尋什麼、想知道什麼、玩什麼，然後就只做那些事情，這樣就可以了。

做好準備，確實地執行，腦部就不會再期待那些虛無的，無法預期的報酬了。

④減少選項——清掉衣櫃中放著沒穿的衣服

腦部在有很多選項的時候，會期待無法預期的報酬。

請拉開衣櫃抽屜，是否有一年以上不曾穿過的衣服呢？每當它映入眼簾時，所有因衝動購買而得到的無法預期的報酬的記憶皆會一湧而出，並且還想要等待下一個報酬。

你或許認為選項多的生活才豐富。但是，選項太多時，就像登山，要走哪條路、在哪兒休息、吃什麼等，一旦都得自己決定時，多巴胺就會將有助生存的事情當作報酬，幫助我們正確選擇行動。

而選項少的時候，比方說，過著每天穿衣服的顏色、要吃的餐點、直到睡前的所有行動都固定不變的生活，我們就不需要將能量耗費在多巴胺的反應上，而能夠養精蓄銳，因應工作的突發狀況以及無法預期的事情。

蘋果電腦的共同創辦人，已故的賈伯斯生前很有名的是，只穿黑色高領衫加牛仔褲，鞋子則是運動鞋。而發現廣義相對論的愛因斯坦，據說因為覺得每天早上要想穿什麼衣服很浪費時間，所以買了好幾套不同款型的同種西裝。愛因斯坦不僅只穿同樣的衣服，頭髮也放著不打理，並且堅持不穿襪子。

最糟的狀況是，選項要多不多，要少不少。

每天早上看著衣櫃都得先想過，結果還是穿了相同的衣服。這樣的狀況只會繼續期待無法預期的報酬，浪費能量罷了。結果不論是工作或者私事，當必須要做什麼事情的時候，都會因為能量不足而缺少幹勁。

⑤鍛鍊時間觀念——估算大概需要幾分鐘

多巴胺的過分專注會剝奪其他的感覺，甚至忘記疼痛、疲倦、口渴。當中最嚴重的，當屬對時間的感知。不管是想做的事或是想戒斷的事，各位應該都有過這樣的經驗——「一回神，竟然已經這麼晚了」。

為了不讓多巴胺剝奪我們對時間的感覺，就要鍛鍊對時間的感知。從簡單的開始，不論是家事還是工作都可以，在開始前試著預估「大概〇分鐘可以完成」，像是「曬衣服大概需要十分鐘左右」、「這份資料應該五分鐘可以讀完」。

最近很多設備上面都裝有計時器，煮開水、燒熱水都是自動的，就連開車，汽車導航都會顯示出抵達時間，很少需要我們自己來估算時間。

我們已經變得不善於估算時間了，就很容易受到擅長剝奪我們對時間感知的多巴胺擺佈。

正因為時代變得方便了，更需要在別的地方培養可替代的能力。

⑥說出多巴胺耗盡時的感覺——想像氣球洩氣的感覺

即使是非常想要的東西，一旦製造商所做的非法情事曝光，對它的興趣便會急速消退。目睹心上人令人意外的一面，愛慕之情會急速冷卻。

我想大家都有過類似的經驗，請試著比喻那時候的心情。

「就像氣球咻地整個洩氣。」

「就像霧整個消散，視野變好。」

「就像電影看著看著突然中斷了。」

「就像在黑暗的房間，四周牆壁突然全部崩塌，變得很明亮。」

任何比喻都可以，請用你的話來形容它。

當你想好後，每當「想要」、「念念不忘」的情緒掠過腦中時，請想起你的比喻，氣球洩氣的畫面一出來，多巴胺就會急速退去。

這部分將在第五章做更詳細的說明。

在多巴胺的反應驟停，感到解脫釋放時的記憶中標註上「一句話」，當想到或者說出這句話時，腦部便會拉出那段記憶，重現當時身體的狀態。

如果能夠重現不好的欲望洩氣時身體的狀態，就能輕鬆擺脫多巴胺的詛咒束縛。

不要看紅蘿蔔，要看自己的目的地

前面曾為各位介紹，企業為了健康經營所準備的紅蘿蔔。血糖值降低就能獲贈溫泉旅行！用這類獎賞提升員工幹勁的方法，員工很快就會生膩，承辦同仁也會對於何謂健康經營產生疑問。

如今，為了擺脫這種情形的努力已經展開。例如，不是給獎賞，而是透過共享打造「持續」的機制；不是請營養師提供食譜，教員工怎麼吃才不會讓血糖升高，而是讓員工就食物以及睡眠進行學習，取得社內資格，然後在小學等處開辦食育以及睡眠的講座。不但邀請員工，也邀請社區人士聽講，從被強迫的立場變成推廣的立場。

宣導挑選食品的方法、食用的方法，透過資訊的共享，看到人們因此改變，問題獲得解答時的表情，這就是報酬，讓多巴胺可以在生存所需的活動中扮演它的角色。

請嘗試一下本書介紹的內容，跟想要戒斷的事情保持「距離」，馴服多巴胺，讓它成為我們本來就有的持續力量的助力。

第 2 章

自己決定
人腦無法持續被強迫的工作

生意人與上班族的差別

某老闆在與我的對話中曾經談到，「要讓企業成長，不能雇用上班族，得雇用生意人，否則無法成長。」

於是我請教他：「生意人與上班族的差別是什麼？」他立刻回答：「能夠依照自己判斷行動的是生意人，而依照他人判斷行動的是上班族。」他所說的「自己決定」或者「由他人決定」，與「持續的技術」有很大的關係。

這聽起來像是決策方法的問題。但是對腦部而言，重點是在決策前「以什麼做為幹勁」。

幹勁屬於動機，動機可分為兩種——外在動機與內在動機。

外在動機是第一章曾介紹過的獎賞，為了獲得讚許而做，為了薪水或升遷而做。如字面上的意思，因為外在賦予的條件而產生幹勁進而行動，行動的雖然是自己，但是那個行動由別人決定，心態上則是主管命令所以我做，或者是想要為自己加分而做。

相對的，內在動機是指打從心底想做，源頭是因為感興趣、覺得有趣，不管別人怎麼說，就是要做，是為了自己而做。此時，獎賞的大小不會影響幹勁，是自己在決定行動，屬於自我的挑戰，為了提升自己的能力而做。

也就是說，那位老闆所說的意思是，上班族因為外在動機而行動，但是生意人靠內在動機而行動。他要說的是，沒有因為內在動機而行動的人，公司不會成長。

不過，該做的都有做，為什麼還要重視動機的不同呢？

事實上，現在已經知道，因內在動機行動的人，所獲得的成果會更好。相較於因為期待獲得獎賞而行動，因興趣或嗜好行事的人的成績更好。

在失敗時，兩者的差別就會顯現出來。

因外在動機行動時，一旦失敗，就會輕易放棄；因內在動機行動時，即使失敗也會不屈不撓地繼續下去。這個跟當事人的性格無關，是腦部機制造成的差異。

如果是自己決定的事情，腦部不會覺得「失敗」

關係到動機的是內側前額葉皮質這個腦區，其作用會受到不同動機的影響。因為外在動機，由別人決定行動時，該行動一旦失敗，內側前額葉皮質的活性會降低，馬上沒了幹勁。

相對的，因為內在動機，自己做出決定、採取行動時，即使失敗，這個腦區的活性也不會降低，對腦部來說不構成「失敗」，也就是並沒有失敗。

由別人決定行動時，一旦失敗，就會想「糟了，會被罵……」，在意著別人的反應。但是，自己做出決定並且行動時，即使失敗，也只會想「糟糕，這裡應該這樣做才對」，從中再學習。

人們常說「不要怕失敗」，我們會擔心失敗，是在由別人決定行動的時候，如果是自己所做的決定，是不會感到害怕的，甚至連失敗的念頭也不會有，反而能夠成為自身成長的資糧。

這麼一來，不管發生什麼事都能一直持續。因此，要練就「持續」的功力，就要打造內在動機。

那麼，如何才能打造內在動機呢？

事實上，內在動機會受到淡漠（Apathy）這個現象影響。只要了解淡漠如何發生，就能夠了解打造內在動機的要素。

透過自己選擇、採取主動，可以打造堅韌的心

淡漠是指腦部因為疾病或事故受到損傷，明顯不再主動行事，對於刺激也欠缺反應的狀態。

話變少了，不太主動做些什麼，這些是旁人看得出來的。看不出來的則是心情低落等抑鬱的情形，總之，其特徵就是沒有幹勁。

其實也沒有特別大的壓力，但就是沒有幹勁。雖然平常我們也會那樣，但是淡漠會對日常生活造成影響，甚至無關狀況，會一直持續下去。能力相同的患者，淡漠的人跟不淡漠的人，實際能夠發揮的能力會有很大的差別。

淡漠是因為以下三條神經迴路的問題引起的。

①背外側前額葉（Dorsolateral Prefrontal Cortex）：此處一旦受損，**將失去主**

動選擇，也就是自己選擇的能力。自己選擇對腦部來說，有其十分重要的意義。像是依目的彈性行動、運用各種方法以達目的，同時，避免如第一章所介紹的，不經意地做出不當行為等，對腦部而言，這些都是自己選擇所帶來的效用。

②眼窩額葉皮質（Orbitofrontal Cortex）：此處一旦受損，來自依據呼吸與心跳等身體變化產生情緒的邊緣系統的資訊會中斷，會像變了一個人般。此時，雖然①的主動選擇功能不會受損，但是會**漸漸不再自己採取行動**。

③前扣帶迴：這個部位受損也是，將不再主動採取行動。

從這些狀況可以了解，為了不讓腦部失去興趣與嗜好，能夠保有內在動機，**不可或缺的是自己選擇（①）與採取主動（②③）**。也就是說，若能將其導入到日常生活中，就能夠培養出即使失敗也不退縮，並且從中學習的持續能力。

排名會奪走持續的能力

自己選擇不僅指決定未來出路等這類重大決定。

我們每天的所有行動，不是自己所選就是由別人選擇（指示或者被命令），因此，在日常生活的行動中，要盡可能增加自己選擇的機會。

但是，有樣東西會阻礙我們自己選擇的機會，那就是排名。

「要買〇〇排名第一的東西。」

「要做排名第一的運動。」

就連電視台報導的新聞也不是電視台自己選出的，而是報導點閱排名，所以觀眾看的其實是點閱率最高的新聞。我們身邊充斥著排名，一旦自己的行動由排名決定，就會吃著大家都在吃的食物、做大家都在做的事情、關注大家都在關注的事情。

整個社會無法自己做決定，彷彿在生產製造「稍一受挫就立刻放棄的人」。

因此，為了自己決定行動，必須要與別人的評價保持距離，不管別人怎麼說，我就是覺得這個好吃，如果能夠如此有自信地做出選擇，那當然很酷。但還是會不由自主地在意起別人的評價。

在意別人評價的理由是「因為不想失敗」。

不想買來的伴手禮被說「難吃」，為了避免那樣的失敗，所以選擇排名第一的「不會失敗的東西」。我們會為了確保安全參考排名。

但是前面也提到，正因為是別人所選擇的行動，腦部會將它視為「失敗」，而不會從中學習。

於是形成失敗就放棄↓為了不失敗所以依賴排名↓失敗就放棄，這樣的惡性循環。

現在就從本章學習徹底擺脫這個惡性循環的技巧吧。

不需要想得太難，覺得凡事都要按照自己的意志做決定，甚至擔心起自己的選擇。要培養「持續」的力量，不是你要努力，而是要讓你的腦部處在能夠持續的狀態。

重要的不是你自己選擇，而是「當作是自己做出選擇」。

透過事後的「補充說明」得到想要的效果

在此介紹一則與「自己選擇」有關的著名實驗。

同時給受試者看兩張異性的大頭照，然後要他指出「喜歡哪位」。重覆幾次之後，接著給受試者看他所選的大頭照，請他說明「為什麼覺得這個人有魅力」。幾次當中會有一次，給受試者看的是他沒有選的人的照片，問他「哪裡吸引人」。

結果，沒有發現照片被掉包的受試者對於並非他所選的人，確信無疑地做了說明。當事人並沒有意識到，當然他的說明也是事後的補充。

其實，我們的腦部無法區分自己所選擇的真正理由與事後補充的理由。這個現象被稱為選擇盲視（Choice Blindness）。如同透過實驗可以了解的，我們的選擇就是那麼一回事。

所以不需要對「自己選擇」這件事情感到壓力，就算在做出決定的瞬間，理由是因為排名，也不需要說「因為是排名第一」，要把它當作是自己所做的選擇，並且盡可能充滿自信。

最重要的是，要告訴你的腦子，那是自己的選擇。

如此一來，就能在腦中打造出即使失敗，也要從中學習的態度。

最近有個政策宣導片，要民眾小心那些會邀功，說「是我做的！」的詐欺犯。我相信那些騙人的話多說幾次之後，一定會覺得真的是自己所為。

搶功也好，即使被託付的工作失敗了，還是可以從中學習，有一天一定可以立下同樣的功勞。

相反的，如果總說結婚對象是父母選的這類話，可以想見，結婚之後生活中發生任何問題，都會怪罪父母，不會努力去找出可以跟另一半好好相處的方法。

搶功、推卸對婚姻的責任當然不好，但是腦部就是有這樣的特質，對於自己選擇的事可以持續它，對於別人所選的事則會放棄。

理解之後，請試著將日常的瑣碎行動都視為「自己所選擇的決定」，並且在事後補充理由。

這麼一來，就能擺脫受排名影響而輕易放棄的惡性循環。

留意「沒問題嗎？」這句話帶來的影響

除了排名，還有一個會妨礙我們選擇的東西，那就是來自旁人的「沒問題嗎？」這句話。

假設有朋友突然跟你說「決定辭職自己創業」。這位友人已婚，孩子還小，才剛貸款買了房子。知道他狀況的你或許會跟他說：「真的沒問題嗎？辦得到嗎？」其實這類善意的話，就會阻礙自己選擇的機會。

在你想要進行某些挑戰時，身旁的人應該也曾對你說過：「沒問題嗎？」你想做的事情是挑戰，無法保證確實做得到，也一定伴隨風險，一旦被問到「沒問題嗎？」，不可能沒有不安，於是可能因為這句話而退縮。

冷靜想想，在這些說出「沒問題嗎？」的人當中，沒有一個人做過相同的挑戰。因為對方沒有經驗，所以雖然他嘴上說「沒問題嗎？」，意思其實是「因為我什麼都不懂，沒辦法給你建議」。你一旦當真，感覺不安而放棄挑戰，等於是由別人為你選擇了「放棄」這個行動。那麼你就會一直覺得，那時放棄挑戰都是別人的錯。

此外，在挑戰的過程中，「真厲害」、「好辛苦喔」、「很忙吧」這些看似善意的關心，也會讓人懷疑自己所做的選擇到底是對是錯。

這也是非挑戰中的人才會說的話。你要知道，對方其實是想說「不知道如何給意見」，所以聽聽就好。

如果對別人的評語當真了，覺得「我可能真的很厲害」、「真的挺辛苦」、「好忙喔」，這些就會變成你自己的想法，就會將沒有如願被按讚或者忙碌怪罪他人，無法從失敗中學習。

明明知道每個人都不一樣，但是在平常的對話當中，對於不管排名，會自己做出選擇的人，或者選擇過著跟多數人不一樣人生的人，我們會下意識地想去制止對方。

如同前面所提到的，整個社會是朝著由別人決定行動的方向在走，所以要保持覺知，心裡有底，在選擇行動的前後，身旁的人可能會跟你說這類話。

勿忘好奇心，走自己的路

這個世界隨時在引誘我們跟別人一樣，以善意的問候阻止別人挑戰，因此人們總會想著，「自己今後將何去何從？」、「我到底是什麼樣的人？」，感到莫名的不安，這也並不奇怪。

如果有人可以突破它，成就自己的道路，然後在受訪時回答「持續很重要」，會要責備無法持續的自己也是無可厚非的。

一般來說，要從由別人選擇行動、與大家做一樣事情的洪流中脫身而出，必須要有好奇心。

不要忘記童年時旺盛的好奇心，要從事讓自己興奮的工作。那是個人或者企業存活在當今社會的唯一方法。但是對大家來說似乎相當困難，所以在此為各位介紹一個能夠讓腦部相信「這是自己的選擇」的簡單方法。

由自己做決定的方法①
一早立刻做決定

這個簡單方法就是，在腦部最容易下決心的時段做決定。

我們的細胞中存在著時鐘基因，透過它釋放或分解時鐘物質，決定各個器官的工作時間，稱為生理時鐘。在生理時鐘的影響下，神經傳導物質以及荷爾蒙的分泌時段大致底定。若能在該物質分泌旺盛的時段從事該物質所負責的工作，我們就能發揮高效的能力。

選擇行動的能力是由男性荷爾蒙睪丸素負責。若是採取正在賭博的人的唾液，會發現睪丸素增加，由此得知，它的分泌量會在從事伴隨風險的選擇或者重要決策時增加。

睪丸素在起床後的兩個小時內會自然增加，女性的分泌量雖然是男性的二十分之一，但是女性身上也有這樣的周期。

因此，可以**試著在早上醒來後即下定決心行動**。

被迫做出選擇時，你是否都在半夜想事情呢？

例如，想要買東西，利用網路做比較時，你是否在半夜進行，結果花很多時間讀別人的評價，好的意見與不好的意見等的評價讀是讀了，但最後還是無法做出決定。

請試著改到一大早做這件事情吧。

利用假日等閒暇時一早網購，你一定會驚訝竟然很快就能完成購物。

也別覺得之前在半夜花了那麼多時間很無奈，這就是睪丸素作用的方式。

不只是網路購物，不知道今天要做些什麼，或者不知道要採用哪個方案，一定得做出決定時，請試著在一大早做決定吧。

由自己做決定的方法②
寫晨間日記

可能有人要反駁，「日記應該是晚上寫吧」。但是如果想要透過寫日記幫助自己決定行動，建議還是在早晨寫。

你不覺得晚上寫的日記多半是反省文嗎？相較於對事實的描述，反省時寫的內容多是情緒性的，寫再多「要振作」、「要切換情緒」這類情感發洩，很難有助狀況的改善。

試著在早上起床後寫日記，你寫的內容會完全不一樣。早上寫的內容，是腦部判斷「重要」所留下來的記憶。

睡前很煩，但是睡一覺後神清氣爽，相信各位都有過這樣的經驗。

睡眠時，腦部並沒有休息，甚至相當忙碌地工作著，工作內容之一就是資訊的整理，要刪除不必要的記憶、整合有用的記憶，為腦部騰出空間，以準備隔天開始新的學習。

就寢前，腦部塞滿了那一天的記憶，有必要、沒有必要的，特別是「沒有自信」、「我可能被嫌棄了」這類不是事實的情感，都是沒有用的記憶。在那樣的狀態下寫日記，寫出來的當然就像反省文。

如果希望活用日記寫下未來的行動方針，先讓腦部完成資訊整理後再來寫才聰明。原本就有寫日記習慣的人，請務必嘗試，就算一天也好。

由自己做決定的方法③外食時，十秒內決定要點的餐食

遲遲無法自己選擇，是因為害怕「失敗」。

如果是那樣，可以從即使失敗，也不至於造成太大損害的事情開始，培養「自己決定的習慣」。

如果你覺得自己優柔寡斷，請立刻將那個想法丟棄。原本就沒有所謂優柔寡斷的腦部，只是因為讓腦部很難做出決定，以致最終無法做出決定罷了。為了讓腦部好做選擇，而非讓你好做選擇，就要減少資訊量。

你可以練習不要花太多時間點菜。外食時，看著菜單在十秒內做出決定。

你可能擔心選到的餐點不好吃，但難道就沒有深思熟慮後，點的餐點還是不好吃的經驗嗎？找出曾經花了時間點餐，結果卻不盡人意的經驗，讓腦部重新經

驗在沒有迷惘的狀況下做出決定。

日常生活中有很多瑣事需要做決定，也是讓腦部培養自己選擇習慣的最佳機會。

要改變的不是性格，而是進入腦部的資訊。

請試著在失敗風險小的時候，十秒內做出決定。

由自己做決定的方法④限定衣服的顏色

減少選項的功效在第一章也曾介紹過。對自己選擇來說，過多的選項對腦部而言是難度高的課題，因此請試著減少日常生活中的選項。

例如，限定衣服的顏色，只穿單色系、只穿海軍藍，或者只穿橘色等，透過限定的做法，讓腦部每天早晨都能很快做出決定。

做過個人色彩診斷的人應該都有過這樣的經驗，決定只穿適合自己的顏色後，心情上多了餘裕，其他事情也能順利做出決定。

請試著減少選項，以利做出選擇。

讓腦部累積不費力做決定的經驗，是為將來做重大選擇的準備。

由自己做決定的方法⑤ 先吃喜歡吃的，或者留到最後吃

試著有意識地決定那些不知不覺中做著的事，是很簡單的。

比方說，「你是先吃喜歡的菜？還是留到最後享用的人？」這類對話經常可以聽到。「我是〇〇派，因為……」不管是哪一種人，都能有條理地說出理由。

只不過，對腦部而言，這些回答都是屬於被問到之後的補充說明，我們卻會進一步延伸解釋，「我是先吃派，因為急性子」，或者「我是後吃派，總是出手比別人慢，老是吃虧」等，硬要牽扯到自己的個性。

這也是在意別人評價所做的選擇，為了跳脫出來，可以試著在不同於平常自以為的時間點，吃喜歡吃的餐點。

試著顛覆習慣，會發現這沒什麼大不了的，也跟性格無關。

重要的是，對於習慣成自然的行動，賦予腦部重新自己選擇的機會。

有些你一直覺得「不可能」的事情，一旦實際去做，有了做過的事實，腦部就會認為那件事情「有可能」。這類瑣碎事情都可以拿來讓腦部經驗自己選擇。

由自己做決定的方法⑥每個月找一天在晚上十點前就寢

你可能會覺得，「我是成人，那麼早睡不像話」。但是，誰說大人就不能早睡？就寢時間也是不自覺習慣成自然的行動，我們可以選擇在不同於以往的時間上床，讓腦部經驗自己選擇。

平常，為了提高企業生產效率，我會舉辦睡眠管理研習課，因為要讓腦部的作用發揮到最大，確實睡著、帶著徹底清醒的腦子上班是不可或缺的。

在研習中，我發現商務人士的就寢時間中有道「零點障礙」。太忙而睡眠不足的人會說「盡可能找時間睡覺」，而選在假日補眠，平常則是深夜一、二點才睡。如此一來，補眠也是沒有辦法中的辦法。

但是實際記錄下來，確實有幾天是真的沒時間而延遲就寢，但也有很多天較早返家，時間上是有餘裕的。如果要「盡可能找時間睡覺」，較早返家的日子，都是多點睡眠時間的好機會，卻不知為何還是拖到一點左右才上床。於是我請問他們對於十點前就寢的睡眠習慣的印象，得到的答案是「我又不是小孩子」。

人們對於要幾點上床睡覺幾乎是沒有覺知的，很多都是在跟別人交談的過程中決定。因此，重新有意識地決定那些因為自以為是的理由而做的事情，是很重要的。

實際改變就寢時間，會帶來相當大的衝擊。我請學員們實際嘗試後，他們都覺得「原來也可以這樣」，很多人對於因為先入為主的觀念所採取的行動，都願意重新再做選擇。

自己的生活型態由自己決定，試著打破先入為主的觀念，自然會對生活本身產生興趣，並感到有趣。

由自己做決定的方法⑦
從反方向開始刷牙

今晚刷牙時，請試著從跟平常相反的那一邊開始刷，或者改變洗澡的順序，改變化妝時畫眉毛的順序也可以。

改變身體已經習慣成自然的動作，也能讓腦部經驗自己選擇。這部分第三章會再詳述。

對於腦部來說，命令身體做新動作是負擔很大的工作，腦部為了減輕負擔，會將曾經做過的一連串動作的記憶，像字典般儲存下來，然後在必要時，從字典中找出那一連串的動作，命令身體執行，這樣就不用細細規劃每個動作，可以很輕鬆。

因為這樣的機制，我們的日常生活建立在這些無覺知下做著的動作上。只要有覺知地稍微改變這些動作，腦部便會自己選擇動作，想辦法做好，就能減少對不必要資訊的分心。

選擇刷牙或化妝等，手不巧就刷不好或者做不好的事，試著改變第一步的動作，腦部為了要成功，一定會努力想辦法。

這麼一來，便會重新湧出興趣，透過自己的選擇充實那件事情，也能培養持續的能力，還能讓口腔保健與美容技巧進步，真是一石二鳥。

由自己做決定的方法⑧ 不要塑造導師

「誰是你尊敬的人？你曾經受誰影響？你的導師是誰？」

我想大家都被問過這些問題。那時，你想到的是什麼呢？恐怕是「沒想過耶，那就回答〇〇吧」，然後回答對方。

尊敬人是很重要的。但如果是在會介意別人怎麼說的場合下被問到這個問題，就會參雜別的想法，感覺是自己所回答的人要自己說的。

例如回答「我尊敬的是父母」，等於是在補充說明自己總揣測著父母的臉色在做選擇，一旦失敗，就會湧現有一半的責任在父母身上的情緒。

這單純是在被別人問到時會產生的反應。

即使原本就是自己所做的決定，但在被別人追問為什麼選了它、受了誰的影響時，如果勉強回答，在你的腦中就會變成是「別人為你做出的決定」，一旦失敗就想要放棄。

可以先備好用來應付問題的答案，若非必要，就不要再說自己的導師是〇〇、尊敬〇〇。因為每說一次，就是讓腦部被剝奪一次自己選擇的機會。

由自己做決定的方法⑨ 喜歡的事情要盡量說

我們傾向鉅細靡遺地描述討厭的事或令人生氣的事，而這些事幾乎都是別人所決定的行動。這個會在第五章詳述。

要知道，腦中的記憶是由你所說的話語打造的，而你想要在腦中留下怎樣的記憶呢？

應該不希望留下為了獎賞而做，之後因為失敗所以很快放棄的記憶吧。

試著將你想要留下的記憶，因為內在動機產生的興趣或期待積極地說出來，透過說給別人聽，讓腦部知道，自己是因為內在動機而做的。

如此一來，腦部就會自己選擇行動，從中持續學習。

第 3 章

持續

不管想不想，身體都會自己持續

目標是讓身體自己動起來

終於要開始介紹「持續」的具體方法了。就像前面提到的，持續所需要的不是幹勁。

我們的目標是**不管想不想，都要讓身體自己「繼續」**。要在腦中打造這樣的狀態，就要運用以下四項機制：

①場所

一旦在某場所做了某件事，腦部會將「場所與那件事情」結合在一起記住。

例如，感冒了，即使不想睡，還是需要躺在床上休息。但是，在那個時候，你可能因為無聊，於是想到可以在床上滑手機。

因為這樣的緣故，腦部接收到那個行動，就會記住「床是使用智慧手機的地方」。如此一來，下次打算上床時，腦部便會啟動使用智慧手機時，觀看影像所需要的視覺皮質（Visual Cortex），以及閱讀文字所需要的語言區，準備工作。

於是，即使感冒痊癒了，還是養成了在床上使用智慧手機的習慣。

這是養成不好習慣的例子。那麼，腦部為什麼要做這種事情呢？

答案是，運用這樣的機制可以方便切換行動。

如果能在去某地之前，先做好應該在那個地方做的工作準備，就能有效達成成果。只不過，這個機制對於好的行動與不好的行動都會發揮相同作用。你可以讓腦部將想要持續的事情與某個場所一起記住，藉此養成好的習慣。

②時間

這裡會用到第二章介紹過的，我們的生理時鐘。

雖然過著一天二十四小時的生活，但是在腦部與身體裡，有著短於二十四小時以及長於二十四小時的生理時鐘。一般稱體內時鐘的二十四小時周期為晝夜節律（Circadian Rhythm），較二十四小時短的九十分鐘是超日節律（Ultradian Rhythm）。上課或者研習以九十分鐘為一堂課，就是因為腦力工作能夠持續的極限是九十分鐘。而口渴、想抽菸的欲望也有同樣的周期。快速動眼期睡眠（Rapid Eye Movement Sleep）與非快速動眼期睡眠（Non-Rapid Eye Movement Sleep）的周期已知是約九十分鐘。如此，超日節律與我們所熟悉的事情有著許多關聯。

相反的，較九十分鐘長的周期稱為長日節律（Infradian Rhythm）。例如，開始一件新事情三天就放棄，也就是所謂的三分鐘熱度，這也是三點五天周期的約半週節律（Circasemiseptan Rhythm）在作祟。也就是說，人類原本就是容易三分鐘熱度的生物。

三點五天是七天周期之約週節律（Circaseptan Rhythm）的一半。現在已經確知有七天周期這個生理時鐘存在，在持續量測遠離社會，過著自給自足生活的人的血壓研究中顯示，每個禮拜一的早上血壓會升高，並不是因為「明天要上班」這個壓力，導致週一早上血壓高，而是身體原本就有的節律。

三點五天節律這個生理時鐘是否存在，尚未獲得證實。在生理時鐘的研究中，因為果蠅的基因容易操作，會使用果蠅做行為學習的實驗，調查中得知，三天是個門檻，跨不過去的話，學到的習慣會消失，也就是會忘記。

在臨床現場也是，要讓患者習慣所記住的新動作，多會設定至少要繼續三天，這是因為跨越三天的門檻持續做四天，是打造習慣的基礎。

像這樣，我們以為是心情或者性格造成的事，很多時候其實是生理時鐘作祟下的現象。

雖然平常很少在意生理時鐘，但是可以刻意有意識地配合生理時鐘，將工作做段落區分，或者不切割分段一直做，讓身體動作更加順暢，自然養成好習慣。

③動作

我們能使用的語彙有限，可以想像腦中會有一本語言辭典待用。

同樣的，腦中也有一本動作辭典，如同動作有其慣性，我們的身體並非隨時在做新動作。

身體的動作並非腦部每次都從零開始想，而是先將經驗過的動作組合儲存下來，將每個動作以及其他相關動作結合成為模式，透過下達整組模式的命令來節省能量。

如果眼前有輛腳踏車，你應該想都不用想就能開始騎它。此時，腦部並不是針對一個一個的動作下達指令，「握手把，右腳放到踏板上……」，而是已經事先存妥「踩腳踏車」的模式，並且直接命令身體那麼做。

若能善用這個機制，你的身體會自己動起來，如果想要持續什麼事情，可以將要持續的動作模式化，並且儲存起來。

④言語

最後是運用言語。

事實上，言語與身體動作有很深的關聯。

言語負責將儲存在腦中的身體動作依場合組合起來。比方說，「啊……（明明不做不行）又沒做了」，一旦這麼說，「是要做？還是不要做？」腦部會不知道該下達怎樣的命令，身體當然不會動。

對於應該要做的事情，要使用腦部容易分辨、容易下令的字眼，身體才會自己動起來。

接著要介紹運用這四種機制的具體方法，其順序是依執行容易度。

善用場所或時間較運用動作或言語簡單，所以先從簡單的開始嘗試，若能感受到變化，再來有意識地挑戰平常已經自動化了的動作或言語。

【實踐！持續①場所】

試著畫出桌面俯瞰圖

你的桌子是看一眼就知道是做什麼事情的地方嗎？

倘若要讓腦部工作，就要讓腦部在看到桌子時，就能夠立刻知道這是做什麼事的地方。

在我平常所開辦的以提高生產效率為目的的社內研習中，我會先請學員畫出自己的辦公桌俯瞰圖。雖然每天面對著辦公桌，但是多數人都不曾意識到自己桌上擺了些什麼。

次頁是某員工畫的辦公桌圖，桌上有今天會議需要的資料，以及做到一半的樣品、必須要讀的書等，從跟工作有直接關係的，到馬克杯或智慧手機等與工作沒有直接關係的東西，全散亂地擺在桌上。

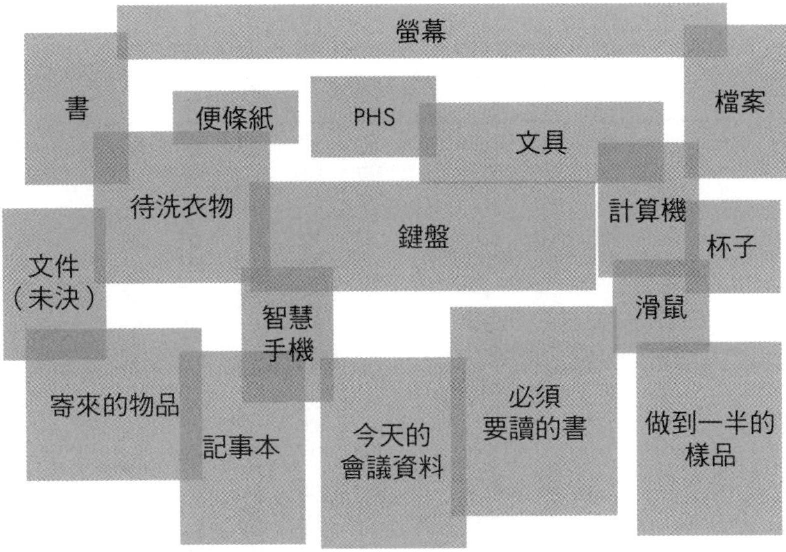
螢幕
書
便條紙
PHS
文具
檔案
待洗衣物
鍵盤
計算機
杯子
文件
（未決）
智慧
手機
滑鼠
寄來的物品
記事本
今天的
會議資料
必須
要讀的書
做到一半的
樣品

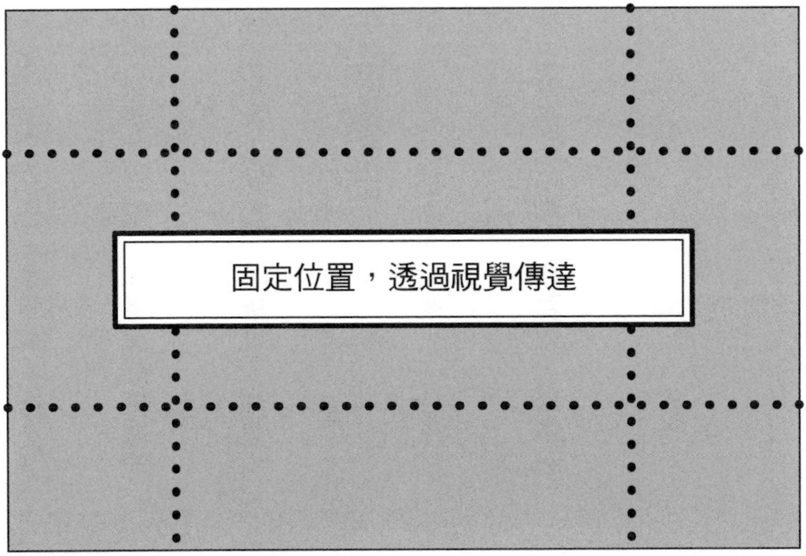
固定位置，透過視覺傳達

這麼雜亂，腦部看了，實在很難要它「專心讀書」。

學習語言或準備考證照、寫論文，以及準備簡報等都一樣，**如果有想持續的工作，就要先打造出只做「那件事」的場所**。

要將公司的辦公桌打造成只做「那件事」的場所有其難度，那麼就先從將桌上與工作無關的東西都收進抽屜或包包裡做起。

就算要放在桌上，也請限定擺放的區域，比方說只放在右半邊。

因為桌上有不該存在的物品時，腦部會在每次瞥見時都產生反應，「得處理了，但是現在不做」，隨時都要判斷做或不做。

經手的工作隨便擺放，讓腦部看到了，等於是自己在給腦部找麻煩，請讓腦部清楚它應該持續的工作。

書桌只能用來讀書

有些人工作之餘，正為了考證照努力用功中。一旦工作忙碌，身體疲倦而疏於用功，等荒廢一段時間要再開始，會需要很多能量。

在家讀書時，首先要準備書桌。

可能有人會說：「又不是小孩子了，還需要準備什麼書桌！」但這也是讓腦部記住讀書場所的方法之一。

能夠有張讀書專用的桌子是最理想的，沒有空間或者找不到桌子時，把餐桌上不常坐的位子當作書桌也可以。

決定場所之後，要禁止在那個地方滑手機、看雜誌或者吃喝東西。如同第一章所介紹的，我們很難戒斷沒有覺知下就做了的行為。但是大部分的人都有辦法區分在哪裡做什麼事情。不是不能用智慧手機，而是規定自己不要在那個地方滑手機。

萬一看書期間真的想用手機，請離席使用，用完後空手回座位坐好。如此一來，腦部就能夠簡單地切換行動。

在該處塑造既成事實

決定好書桌後，我們也容易因為「今天不想讀書」的想法，而告訴自己「等想讀再去書桌坐好」，於是沒有立刻前往書桌，轉到別處做其他事。這麼一來，是無法持續讀書的。

為什麼呢？**因為幹勁不會隨著時間經過自己冒出來。**

我們不能以幹勁多寡來判斷工作能否「持續」。不能依賴這類不確定的東西，而是重視確實有再現性的。

如果你很難在假日收心讀書，請在假日早上醒來後什麼也不拿地往書桌走去。還沒洗臉、還沒整理儀容、還沒吃早飯、還沒讀報，這樣怎麼能夠開始讀書？如果你的腦中有這類刻板印象，請先將它打破。

早上一起床就到書桌讀書，只要一點點時間就可以。最重要的不是專心讀書，而是在腦中建立起「已在那個地方讀書了」的事實。

一旦在腦中建立起早起讀了書的記憶，腦部便會記住「只要走到那兒（書桌）就能立即開始讀書」。

實際嘗試過這個方法的人都告訴我，「原本只打算讀一會兒，沒想到竟然很投入，意識到的時候已經是中午了。」

請你也務必嘗試看看。

不要改變身體的方向以及所能看見的景色

看到的景色一旦不同以往，腦部便會去分析眼見的新訊息。這是浪費能量的行為，請節省下來，將能量用在「持續」這件事上。

比方說，開始從事伸展運動或瑜珈等運動，但是很難持續下去。這種時候，可以試著在相同的地方朝相同的方向做。身體的方向一致時，看到的訊息也一樣，腦部接收到「跟平常一樣」的視覺訊息，就會知道「啊！又要做這件事了」。

簡單來說，要讓腦部做好做「那件事」的準備。

我想有些人運動時會穿固定的衣服，這也是讓腦部看到一樣的穿著，讓腦部做準備的好方法。

固定身體的方向或穿著的衣服、使用的物品，不是儀式也不是迷信，是通知腦部「持續」的重要手段。

不過，不要將身體朝向看得到電視或網路的方向，要盡可能避免眼花撩亂的視覺刺激。

【實踐！持續②時間】

試著從傍晚開始

為了讓自己有機會「持續」，首先要有成功經驗。實際做事的是身體，為了要更容易經驗到成功，要選擇在身體可以靈活動作的時候。

即使做同樣一件事，身體也會因為時段，有動作靈活與遲鈍的時候。工作成效的好壞，則取決於體溫。

人類也是動物，體溫愈高，可以發揮的能力就愈高。

這裡所說的體溫，不是平常用體溫計量到的體表溫度，而是代表內臟溫度的深部體溫。身體深部（身體核心部位）的體溫與體表的皮膚體溫是不同的，日本人的深部體溫平均三十六點九度，皮膚溫度比它低，手腳溫度則更低。

深部體溫在一天中起起伏伏，最高是在起床後的十一個小時後（六點起床的話就是下午五點），最低是在起床的二十二小時後（清晨四點）。

以握力器測量早上與傍晚的握力，一定是深部體溫達到最高的傍晚時，握力比深部體溫才剛要升高的早晨高。

因此，如果過著的是早上起床、晚上睡覺的生活，身體在傍晚是最靈活。

在功效最高的這個時段工作，當然成功率就會變高。腦部會感覺「順利成功」，就會想繼續。

打造屬於自己的尖峰時刻

如果你目前的生活是：傍晚沒有精神，搭電車時總是打瞌睡，回家後在就寢前卻莫名地精神飽滿……那當然會在最有精神的深夜開始做事。這點跟動物會在深部體溫高的時段做事是相符的，只不過這多半不是理想的時間。

我們稱身體節律無法配合社會所要求的節律為社會性時差（Social Jet Lag），也就是社會性時差失調，聽起來就是無法確實發揮專注力。

通常，社會性時差指的是逃學或者無法遵守上班時間，老是遲到的狀態，而更為我們所熟悉的是在睡前精神煥發，這也是節律失調的一種。

如果不先打造出可以在適當時段發揮能力的身體，是無法持續必須要做的事情。為此，我們得要刻意調整身體節律，將最高體溫時段調到傍晚。

此時，我們需要的是「在起床後的四個小時內見到光，六個小時後閉目養神，十一個小時後調整姿勢」，這個所謂4—6—11小時睡眠法則（《改變人生的睡眠法則》／麥浩斯出版）。

「4—6—11小時睡眠法則」是指——

起床後的四小時內見到光（褪黑激素節律）

起床後的六小時後閉目養神（睡眠—覺醒節律）

起床後的十一小時後調整姿勢（深部體溫節律）

運用這三個生理時鐘打造一夜好眠、白天有清醒頭腦的法則。這個睡眠法則已經被廣泛運用在各種不規律工作的場合，讓工作能夠安全且確實地完成。

睡眠是認識自己的生理時鐘的最佳現象，利用睡眠的節奏，就能依照自己的生活型態提高身體的功效。

在此要就4—6—11睡眠法則做簡單說明。

首先，腦部機制是這樣的，受到褪黑激素這個荷爾蒙的節律影響，會在見光後的十六小時後想睡覺。晚上的睡意只能在早上培養，因此醒來後要盡快走到距離窗戶不到一公尺的範圍內，確實打造屬於自己的「早晨」。

接著，腦部在一天中一定有兩個無法工作的時段，也就是起床八小時後與二十二小時後，這是睡眠物質所形成的睡眠—覺醒周期的影響，在想睡覺前閉上眼睛，就能在之後讓腦部清楚覺醒。

起床六小時後是一個參考點，所以午休時段是機會，可以坐著閉目養神十到三十分鐘，在出現睡意前先休息。

然後是打造深部體溫的高峰。

首先，最要不得的是在傍晚睡覺。有人會說「因為在電車上睡了一會，晚上應該有辦法撐過」。但就是撐不過去了，反而在體溫最高的時候睡著了。

這一睡，深部體溫會下降，深部體溫的高峰降低，使得原本應該在夜晚急速下降的深部體溫只能和緩下降，在那段時間體溫仍然偏高，反而有精神，結果入睡的時間更加延遲。

因此首先要試著改掉在傍晚睡覺的習慣。

我想在平日，上班族應該都沒有問題，要小心的是假日。假日如果真的很想睡，就要在下午三點前，也就是想睡覺前先小睡一下。

更進一步地，如果能夠醒著不睡覺，就盡量不要坐著，能夠不坐就站起來，如果能活動身體，又會比光站著更能讓體溫升高。

像這樣透過每天的生活，讓體溫自然地在傍晚升高，就能夠擺脫社會性時差。

在相同時段進行就能夠持續

前面介紹了在身體最具效能的傍晚開始做事。但是上班族那個時候正在上班，傍晚大多正在前往某處，很難分配時間做該做的。

因此，請先試著訂出做想要持續之事的時段。

在第一章曾經介紹的多巴胺等神經傳導物質，受到生理時鐘影響，每小時的分泌量會改變。那些物質在一天中有其分泌量的尖峰時段，其所具備的能力在那個時段達到最高。

一旦決定好著手的時段，對腦部而言，該作業中的神經傳導物質的比例都一樣。在條件相同的情形下，做事的方式以及那個時候的感受差異也小，腦部就能夠省下沒有必要的調整。

最建議的時段是一大清早，但也可以是上班前或者返家前、返家後的十到三十分鐘。所以，就先設定好想要做的事情的時段吧。

這麼一來，腦部更容易預測持續後的結果，能減少準備與結果之間的落差。

為什麼只做一天就感覺有效？

假設開始彈跳床等沒有做過的運動，第一次嘗試的那天充滿感動，「喔！小腹整個縮下去了」。但是持續一陣子之後，不再出現明顯變化，期待無法獲得滿足，結果是放棄不做了。

你是否也有過這樣的經驗呢？

嘗試新的運動，等於是要讓身體學習新的動作。身體學習動作時，它的學習方法有個特徵，並不是愈持續練習表現就愈好。

顯示練習的時間經過與表現的關係圖表稱為學習曲線。在這條學習曲線的中途，會有所謂的停滯期（Plateau）。因為再怎麼練習也不會進步，練習變得無聊，甚至感覺退步。這個時候常會覺得做也沒用而放棄。

停滯期出現的時期因人而異，這個現象任何人都經歷過。但它其實只是腦中的幻象。特別是在身體學習新動作時。

事實上，沒有所謂的停滯期，**就算只有一丁點，表現還是持續在進步的**，即使表面看起來沒有變化，但是實際上，為了做出那個動作所需要付出的努力以及心力都在減少中，能量的消耗也在慢慢減少。

「不再進步」這個錯覺是腦部與身體不同調的表徵，明白所謂的停滯期，持續的力量將有很大的不同。

即使眼前看不出成果，但是知道身體更有效率，能夠預知只要過了這段期間，就能再像之前更進步。

要看清腦部與身體所具備的不同時間軸，不要拘泥於眼前的變化。

持續四天以上

現在已知人體有著前面介紹過的三點五天周期，如血壓變動以及癲癇發作等生物活性反應。**而腦部要學習某個動作，並且能夠自動命令身體做出連串動作，則需要克服三天的門檻。**

在復健過程中，要在日常生活中持續某項運動，或者想透過睡眠門診改變生活習慣，亦或是仰睡的人為了避免打鼾想改為趴睡，只要能夠持續四天，就有辦法繼續。

稍微跨越腦部的三點五天障礙，腦部就會認為持續才是理所當然的。

腦部不會去想身體的每個動作要怎麼做，取而代之的是，會將曾經做過的動作模式化並且記住。一旦成為頻繁用到的固定模式，身體便會自己動起來。

若能持續兩週就贏了

「持續四天」的下一個目標是十四天，也就是兩週。每兩週的周期稱為約雙週節律（Circadiseptan Rhythm）。

在我的睡眠門診中，第二次的約診會設定在兩週後，因為一旦改變生活習慣，身體變化的出現會是在兩週後。

例如，晚上沒有睡意，精神很好的人，開始利用4—6—11睡眠法則，早上一睜開眼睛，就移動到距離窗戶不到一公尺的範圍內。如此一來，就能在不到兩週內，就寢前會感到昏沉想睡，原本閉上眼睛到入睡得花上一個小時，但是會有幾天三十分鐘左右就能睡著，這類「小變化」開始出現。

這類小變化出現後，每兩週的變化會更大，最終睡眠會獲得很大的改善。但是，如果無法感受到身體裡所發生的些微變化，可能會因為感受不到成果而放棄。

因此，如果想要持續某件事情，**最重要的是不要放過兩週內發生的小變化。**

第四章會再詳細說明，如何意識到發生在身體裡的小變化的方法。

約雙週節律之後是兩倍的一個月，稱為約月節律（Circatrugintan Rhythm），因其表現在月亮圓缺以及月經周期，所以有另外一個英文名稱叫做 Circalunar Rhythm。

一個月後，身體的節奏規律了，在六個月後、一年後，身體節律會持續變化。

睡眠門診也是，確認一個月都能穩定入睡就可以畢業了。到這個地步，身體會自己運轉，就能靠自己持續做該做的事情。

利用生理節律會與過半數節律同步的特徵

不論是持續四天、十四天，都會有人覺得短，有人覺得長。覺得連續做四天很難的人，請不要因此放棄，那四天即使不連續也沒有關係。

生理節律不是只看一天，會隨時參考過去的節律進行調整。生理節律的特徵是，會跟著過半數的節律做調整，一個星期七天當中，只要實際做了過半數的四天以上，其他天的節律也會調整到與過半數的節律相同。

相反的，努力了三天，剩下的四天沒有做的話，大腦會以沒有實做的日子為節律基準，做到的日子會被視為沒有做，於是會覺得做起來很麻煩，這就是無法持續的主因。

此外，一般人在實做任何事情時，總是想在最艱難的時候進行挑戰。最明顯的例子就是，會在已經很忙的日子，回家後還想著要讀書，那樣當然很難做到。

首先要將時間軸拉長些，試著找出一週中最容易實行的日子，對很多人來說，應該就是假日。甚至平日當中，一定有較早返家的時候，或者工作量少的時候。最容易做到的，就是假日兩天加平日兩天，如果能夠做到就贏了。**不要想著每天都要做到，要想辦法做到過半數。**

如果還是很難，光是提高做到的日子的比例，節律都會改變。不要只做三天就放棄。一個禮拜做到三天，也就是七分之三；接著的禮拜如果只做兩天，那就是十四分之五；一個月做到十天，就是三分之一。然後目標放在下個月，將這個比例至少增加一些。

隨著做到的天數比例增加，生理節律會跟著變化，當比例超過一半，那個習慣會固定，也就是成為日常習慣。

不要想在短期間內做出成果，要看長遠，慢慢增加做到的日子的比例，確實給腦部帶來變化。

【實踐！持續③動作】姿勢不好就無法持續

學習動作時身體有五個要素，那就是①姿勢、②正確性、③速度、④適應性、⑤恆常性，這也是追求進步的順序。

首先是①姿勢。如果無法在良好姿勢下達成動作，是無法讓動作進步的。

一般會以能量的消耗量來測量姿勢，姿勢正確，就不需要動用太多肌肉參與身體動作。

也就是說，姿勢變好有助節省能量，為了要「持續」，節省不必要的能量消耗是必要條件。

②正確性，是指不管重複幾次都能做出相同結果。

③速度，雖然是指身體動作本身的速度，但只要能夠在良好姿勢下正確動作，

速度就會變快，成果也會增加。

④適應性，是指不受到周遭環境變化的影響。

⑤恆常性，是指就算過程中出現起伏，也能不變地持續下去。

總之，一切的源頭就是姿勢。

要調整姿勢，首先得知道解剖學上身體的本來姿勢。讓我們立刻還原身體本來的姿勢。請先站起來。

一、聳肩，盡可能讓肩膀接近耳朵（好像把脖子縮起來的感覺）。

二、盡可能將肩膀拉到身後。

三、拉到極限後，將肩膀往下拉。

此時肩膀的位置就是它本來的位置。

如果覺得比你肩膀平常的位置要後面，那意味著平常肩膀是往前傾駝著背的。

四、縮肛。

如此一來，腹部與背部就能平均受力。

五、將重心放在兩個腳跟的內側。

感覺如何？這就是你原本的站立姿勢。

坐姿則是將五改為兩個腳掌整個貼在地面。請維持這樣的姿勢打電腦、辦事，脖子、肩膀、腰部不需要特別出力，這樣應該能夠輕鬆作業才是，甚至會覺得視野變得清晰。

做到身體本來的姿勢之後，接著要讓身體記住我們所希望的動作。

改變動作的段落

有些人習慣不做完全部就不進到下一個步驟。但這樣就無法完成眼前的事情，導致該做的事無法做到。

以洗碗為例，假設你希望廚房一塵不染，覺得「不把所有碗盤洗乾淨就不能開始擦拭它們」，流理台水槽瀝架上的盤子就會一直放著，而水槽中或者餐桌上也會有待洗的碗盤。

在這樣的狀況下睡著，然後隔天醒來，看到不乾淨的廚房，應該會感覺生氣吧。

這裡的問題是，一連串的動作沒有完成。

清理碗盤的順序是將碗盤收到水槽中，予以清洗、擦拭。但是，並沒有規定得完全收妥才能清洗它們。如果得將碗盤全部收到水槽中，才叫告一個段落，腦部再從頭開始規劃、命令下一步的清洗動作，對腦部來說會是個負擔。

為了減輕負擔，可以將收拾、清洗、擦拭碗盤視為一連串的動作完成它，並且在腦中模式化。

想像體育競賽的場景或許會好懂些。

比方說，在足球比賽中，解說員會說「重要的是運球射門」。球員的目的不是成功傳接球，如果能夠記住從傳接球到射門的一連串模式，之後只要呼叫出那個模式即可，選手們的腦部就可以持續做出有助結果的動作。

即使步驟只做到一半，也要將一連串的動作完成，以此為一個段落，就能避免途中生厭、感到疲累的情形發生。

在腦中「持續」的心理練習

把動作完成，目的在讓腦部好好描繪出該動作的結果。整個做過一遍，腦部就不會只停留在收拾碗盤的畫面，會連早上起床，廚房清潔溜溜的狀況都能想像。

讓腦部想像動作結果的理由是，那本身就是持續的準備。不需要實際動作身體，只是在腦中想像，叫作心理練習，大家或許更熟悉的是「想像訓練」這個說法。如同看著滑雪影片，想像自己正在滑雪，腦中控制滑雪動作的腦區會變得活躍。不需要實際運動身體，腦部也能發揮跟運動身體時相同的作用。

不動身體就能持續，這麼棒的功能怎麼能放過，特別是想讓技術進步的時候。為了有效活用心理練習，必須要讓腦部與身體確實記住做為素材的完整動作。

而想像的時間點是開始練習前、練習中、練習後立刻。如此一來，就能在腦中建立點燃該動作所需的神經模式。

用餐結束在收碗盤前，快速想像一下到廚房清潔溜溜為止前的一連串動作，或者從變得清潔溜溜後，回溯到收碗盤前的一連串動作。這個方法可以活用在任何事情上，請務必嘗試。

統一工具的置放場所

如果持續某項作業需要工具，請試著將該工具收放在相同的地方。腦部看到工具，命令身體做出拿工具的動作，這已經都刻劃在細胞裡了。

在猴子的實驗中已知，腦內的前運動皮質（Premotor Cortex）腹側中，有著會對眼睛看到的視覺以及傳遞身體狀態的軀體感覺都有反應的雙模式細胞（Bimodal Cell）。這可以解釋為何我們伸手拿眼見之物的動作如此順暢。

看到工具，身體的動作就會一起反應，這個反應的時間差愈短，就能夠愈快開始作業。

平常或許不曾有意識地拿取工具，隨著工具擺放位置的不同，在腳邊？在與視線同高的地方？在前方右邊還是左邊？身體的動作會隨之改變。這個時間差導致大腦得隨時配合視覺做出不同動作。

若要節省能量消耗，請將力氣用在持續的力量上。

【實踐！持續④言語】為什麼動不了的手瞬間動了？

這裡介紹一則患者的例子，從他身上，可以了解言語與身體動作有很深的關聯。

這名患者的肌肉以及關節在醫學上沒有任何問題，但是他卻沒有辦法隨心所欲地動左手。我請他打開手掌，掌心朝下，然後將手掌往上翻，只見他的手非常用力地時而緊握、時而抖動，就是無法翻掌。

接著我請他一邊說「翻掌」，一邊再試試看。結果患者說了「翻掌」之後，就將掌心翻轉朝上了，然後他脫口說出：「啊，做到了。」

這名患者的手沒有問題，是命令手做動作的腦部出了問題。腦部在下令動作時，不知道要從記憶裡找出哪個動作，以致於沒有辦法下達正確的動作命令。

經過用口說出那個動作就是「翻掌」動作，腦部從該言語訊息搜尋到適當的動作，把它調出來，於是能夠下達命令。

儲存在腦中的身體動作都貼有言語標籤，備好可以透過言語搜尋接著的動作。因為這個機制，所以可以流暢動作。如果能夠好好運用這個機制，即使覺得麻煩，都能夠順暢的使用身體。

眼裡所見的是腦部準備的世界

接著要就運用言語、動作身體這個部分稍加詳述。聽起來或許弔詭，但因為是攸關能否活用腦部的重要機制，請耐心讀下去。

我們以為確實理解自己所存在的這個世界，但事實上並非如此。

比方說，請你左右移動眼睛，但是臉不動。這時什麼事都沒有發生。但是，眼睛既然移動了，眼中視網膜所捕捉到的物體影像理應跟著一起動才是，可是不管眼睛怎麼動，看到的物體依舊呈現靜止。

相反地，麻醉移動眼睛的肌肉，不讓它動，接著硬要移動眼睛，會發現眼睛明明不動，物體卻看似在動。這件事情已經透過實驗獲得證實。

我們看的影像是腦部預先準備好的。移動眼睛時不覺得物體跟著動，是因為腦部會刪去一旦動眼，會看似跟著動的物體的資訊。

事實上，**腦部從我們實際觀看物體之前開始，就在預測看到之後的影像，進行準備**。在證明此事的實驗中，請受試者看著畫面的左側，要他在接收到指令後，看往畫面的右側。在即將送出指令前，在畫面中央打出光點，並記錄那個時候的腦部活動。動眼前，通常會看到光點在自己的右側，動眼後，理應看到光點在自己的左側。

在腦部活動中確認到，從指令送出到開始動眼前，腦部便透過運作要讓光點看起來是在自己的左邊。也就是腦部預先準備好了「動眼後應該會是這樣」的影像。

當然，有時候實際看到的跟準備好的影像不同，所以身體也具備了將誤差通知腦部，以進行修正的機制。我們會經驗到所謂眼睛的錯覺，正是因為修正誤差的速度慢了的關係。

利用言語修正腦部的「誤會」

腦部會從實際行動前開始，準備好行動結果的感覺，而且不侷限於視覺。這裡再做一個實驗。請將手貼在自己的側腹，然後試著搔癢。同樣什麼也沒有發生，也不會感覺到癢。但同樣都是搔癢的行為，自己做沒有感覺，換成別人卻很癢，這是為什麼？其實這也是腦部預先備好的感覺所致。

從你將手貼到側腹開始，腦部便已經在預測若側腹被搔癢會有多癢，已經在壓抑那個感覺。因為感覺已經先變得遲鈍，所以你不特別覺得癢。

就像視覺上，預測與實際間會存在誤差，所有的感覺都會發生這樣的誤差。若誤差小，就不會有任何不自然的感覺。但是如果腦部無法精準預測，便會因為失算導致誤差變大。

精神分裂的症狀之一是「感覺被控制」。例如說話時，「嘴巴受到外力控制」，覺得自己的行為受到別人控制，而非自己主動。一般認為原因出在腦部的預測功能無法確實運作。當腦部的預測與結果之間零誤差，我們會覺得「是自己完成」；當誤差大時，則會覺得「是受到外力逼迫」。

接著再回到如何利用言語幫助持續。

遲遲無法採取行動時，就是腦部無法精準預測的時候。這時行動，會因為預測不清不楚，導致與結果之間產生很大的誤差，並且會感覺「不如預期」，感到「無奈」，彷彿受到別人逼迫。

因此，**若想要控制腦部，只要逆轉這種不清不楚的預測，讓腦部清楚預測理想結果就好了**。那就是前面所介紹的，透過口說「翻掌」，讓患者手動的治療方法。一旦清楚地將易懂的結果化為言語，腦部便會預測該結果，並且開始做準備。因為做了準備，實際動作身體時就會很輕鬆。

請說「要做〇〇」，而非「不做〇〇不行」

你是否曾經碎念過「不做〇〇不行」？其實這句話會讓腦部變得更混亂。

如同前面的患者例子，身體的動作是腦部依據所說的話準備好的。「不做〇〇不行」這句話，腦部聽不出具體該怎麼做。本書反覆強調的**不是要你動，而是要動你的腦子**。

在這裡做一個測試，請口齒清晰地說出「身體坐正」這四個字。不覺得身體好像挺直了腰桿，坐得正多了嗎？當你將身體動作化為言語說出來時，內容愈具體易懂，身體愈能自己動起來。

請將現在不做不行的事情，試著改為「要做〇〇」，並且說出口。此時要注意的是，不要有「好好地」或「確實地」等心理字眼。聽到「好好地讀書」這樣的呢喃，腦部會不清楚「好好地」是怎樣的動作，會感到混亂。所以要說「打開教科書開始解題」，身體就會自然進入用功模式。

這些雖然聽起來微不足道，對腦部卻有很大的差別。會用「好好地」或「確實地」這樣的字眼，其實是因為在意他人的看法，這在第二章已經介紹過。你的對手不是別人，是自己的腦子，當愈常使用在意別人的字眼，腦部與身體就愈無法合一。

請試著在做任何事之前，都先以口說出要做的具體動作，去實際體會，感受身體動起來的感覺，並練習可以說出更具體的動作，準確度就會愈來愈高。

將「動作」與「結果」化為言語

將動作化為具體的簡單方法是，將數字套到該動作上。

「要做〇次」、「要做〇分鐘」、「要做〇頁」等，**將次數以及時間、工作量的目標化為數字說出來**。

各位應該聽過，為了提高工作效率，任何工作都要定出交期。交期確實有效，但是腦部要的不是交期日，而是預測直到達成的過程。

要讓設交期這個方法更有效，就要以口說出要做的事情，以及做了之後會如何。

與「在十日前完成」這個訊息相比，「一個小時做〇〇」會讓腦部更清楚如何下令動作。

「一個小時做○○，這樣可以完成六成」更好，腦部可以明白到達終點的距離與截止時間的關係。

「具體動作＋因此獲得的結果」，請像這樣成套說出來驅動身體。

眼前的動作比長遠的目標更重要

我們習慣在新年立定抱負，但是你的抱負曾經達成過嗎？如果幾乎不曾達成，那就下定決心不要再在新年立定抱負了。

腦部在思考未來的同時會搜尋過去，對腦部來說，未來與過去都是由相同材料組成的。過去做不到的事情，未來也難以達成。如果覺得做不到，腦部會認為做不到的事情更有價值，會鼓吹你那是應該做的。不斷被要求做做不到的事情，剩下的只有罪惡感與挫折感。

為了斬斷這個惡性循環，暫時不要再莫名所以地訂定遙遠的目標。

設定目標並且行動確實很重要，只不過，如果那個目標是因為在意別人而設下，腦部將不知道具體該做些什麼。設定目標原本是為了自己，卻成了要讓人服氣、表現自己的工具。

最好懂的例子就是新年的抱負。

要知道是不是因為別人的評價，覺得「不得不持續」，而去定出了未來目標，一個有效方法就是不再訂定新年抱負。停止這麼做之後，便會看清自己原來有希望在別人面前好好表現的壞習慣。

持續所需要的，是自己選擇、自己決定。

為了能夠持續，就要把它化為言語說出口，讓腦部清楚明瞭。

訂定長遠目標有另外的意義，第五章會介紹有效活用長遠目標的方法。

第 4 章

持續再持續

即使環境或生活型態改變，也不停止持續的方法

注意發生在身體的微小變化

原本持續一段時間的事情，可能因為旅行或者換季、搬家等生活環境而改變，等意識到的時候已經不再做了。

本章要為大家介紹即使環境或生活型態改變，也不停止持續的方法。

因為季節變換等事情中斷，是因為沒有意識到當你還在持續時，發生在身體上的變化。

一般人對於身體逐漸好轉這件事比較遲鈍，相反地，會馬上注意到身體的不適，想方設法去解決。

我在睡眠門診經常遇到這種狀況。

要一個長年以來，每天得花一個多小時才能入睡的人實踐4—6—11睡眠法則，當兩週後再問他，得到的回覆是「還是完全無法睡著」。

睡眠門診開始前，一定會要求患者寫睡眠紀錄，在一天的時間軸上，將睡著的時間塗黑，躺在床上的時間則是畫箭頭，請他們這樣記錄兩個禮拜。

事實上，一般人無法回想起前一天的睡眠狀態，即使覺得「完全無法睡著」，那也並非是正確的記憶，卻會因為把它說出口，反而導致了不安或焦慮。為了防止這樣的情況發生，所以要求他們做記錄，這樣才能釐清事實。

我看了那位患者的紀錄，發現兩週中有一天是躺到床上立刻就睡著的。於是問他，「這天感覺如何呢？」

他回答：「那天不知道為什麼，覺得想睡，一躺到床上就睡著了。」

我告訴他：「那就是睡眠改善的徵兆啊。」

他這才說：「聽你這麼說，其他天應該也是，晚上會想睡覺……」

類似這樣，這才意識到發生在自己腦部與身體上的變化。

狀態不好時所採取的行動一旦減少，就會發現變好了

如果不清楚好轉時發生了什麼變化，將看不到好不容易才有的改善，而被「總是這麼糟糕」的想法糾纏。

如果無法注意到自己所做之事的效果，即使持續，也會在某個階段停止不做。

重要的是，要弄清楚自己在不舒服時採取了哪些行動。

比方說，很多人改變生活習慣後，這才意識到腦部或身體之所以發生變化，是因為提神飲料的關係。你或許會感到意外，但很多人是因為喝提神飲料的次數減少了，才意識到身體變得好轉，能夠持續改善的行動。

在這裡不是要討論提神飲料有沒有效，而是喝提神飲料這個行為本身就是有問題的。也就是說，以喝提神飲料做為解決問題的對策是不正確的。

當你感到身體不適而採取行動，並不會因此就不生病。人類的身體若選在效率高的時候進行鍛鍊，效率會更加提高。所以，我們應該關注的是身體好時的徵兆。

前述說自己「完全無法睡著」的患者也是，一旦意識到有一天可以很快入睡，就會發現其他日子的夜晚也是有睡意的。要注意到好徵兆，首先就要了解自己在狀況不好時會採取的行動。諸如咖啡、提神飲料、頭痛藥、按摩等，我們會在覺得「好累」時所採取的行動。

知道之後，再觀察那些行動減少時，也就是身體狀況好轉時的身體狀況。感覺身體輕盈、行動敏捷等，找出好的徵兆加以注意，就能不受影響繼續下去。

透過可視化，改善生理現象

我曾經介紹過睡眠門診的例子，透過記錄使睡眠獲得改善，這是因為睡眠是生理現象。

人類的生理現象可以透過記錄來改善，比方說，持續量測血壓，可以讓過高的血壓穩定下來。

就像你聽過的記錄減重法，僅僅是持續記錄體重，就能減重；或者即使無法可視化，只要意識到呼吸，就能讓又急又淺的呼吸慢慢穩定下來。

像這樣**好好地控制生理現象**，**對於培養「持續」的力量是很重要的**。因為我們的情感全都源自此生理現象引起的「情緒」反應，只要能夠改變情緒，情感便會跟著改變。「不想做」這個情感對腦部來說，意味著呼吸短淺或血壓低，一旦將它視為想做與不想做的心理作用，就會像第一章所介紹的，對自己又哄又騙，變成在算計，這樣將無法與腦部建立良好關係。

我們無法確認情感的真實性，即使有人說「好緊張」，也沒有任何方法可以確認那個人真的緊張。唯一可以確認的是心跳快或流手汗這類情緒反應，這是每個人都可以確認的。

一旦所面對的事情可以確認，自然就能訂出對策。日本人應付緊張的對策是在掌心寫個「人」字，然後分三次吞下肚，這有點像在施法術。如果有人跟你說「我心跳很快」，你可以教他把注意力放在呼吸上，控制它放慢速度，心跳就會慢下來。

不要隨便將痛、冷／熱、黏膩解釋為「不想做」

這是一位家庭主婦的例子。據說她身體狀況好的時候，廚房整理得很乾淨，不會有堆積的碗盤。但是，身體不舒服的時候，廚房水槽裡待洗的碗盤會堆得像小山般高，雖然覺得「不洗不行了」，但身體就是不想動。

我向她介紹了本書所寫的有關腦部的機制，之後她再來的時候，跟我分享了洗碗一事。

「洗碗前，『不想洗』的心情出現，覺得不想碰裝魚的保麗龍盤、不想碰濕淋淋的保鮮膜。平底鍋擺放在水槽裡，感覺碗盤好多。天氣冷，手指乾裂得嚴重，很痛。感覺就要脫口說出『今天不想洗了』，但硬是把話吞了回去。因為不想碰保鮮膜這些東西，我就用炒菜鏟洗平底鍋，再用抹布擦乾，然後直接把保麗龍盤跟保鮮膜丟到垃圾袋，將洗好的盤子放進烘碗機，然後終於完成。沒有幹勁這句話真的不能說啊！」

因為我告訴她，「沒有幹勁」這個心情是腦部自己加工製造出來的，其實只是身體感到痛或冷罷了。一旦說出「沒有幹勁」，腦部便會分不清到底什麼是真的（是痛還是冷），就無法找出解決對策了。

從她所說的故事可以知道，其實並不是「沒有幹勁」，只是因為太冷，手指乾裂很痛，毋庸置疑是痛覺、溫度覺傳送到腦部的生理現象。若能就此打住，就事論事，比方說，多加件衣服，或者戴上手套讓手不痛，問題立即就能解決。

但為什麼這位主婦明明沒有幹勁，卻還是能夠清理廚房呢？這是因為她知道，身體的變化導致情緒產生，而她注意到了那些身體的變化。

身體的變化是現實，幹勁是虛擬現實

就像這位主婦一樣，在我們的腦中，生理現象與心理現象隨時在角力。這位主婦不舒服的時候，是心理現象贏了，所以處在「沒有幹勁」的狀態。但是看了門診後，生理現象贏，可以完成碗盤的清洗。

腦中的抗衡被稱為「競爭原理」，雖然有點複雜，但因為是腦部機制的基本概念，請耐心看下去。

腦部最外側以耳朵附近為交界有前後之分，後面是頂葉，前面是額葉。後面的頂葉捕捉到訊息後，會由前面的額葉進行判斷，命令身體做動作。

頂葉裡匯聚著見到、聽到、碰觸到的訊息，在這個階段，在場經歷到的每個人都活在相同的現實中。腦部會將這些訊息集中送到額葉。此時，會經過腦部的

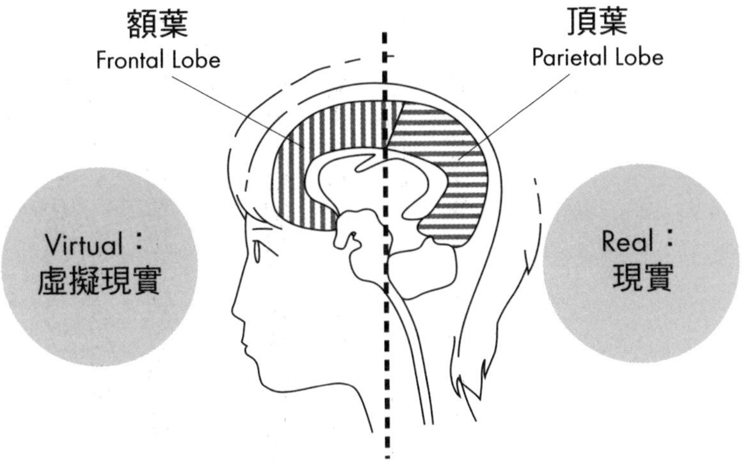

側邊，也就是顳葉裡的海馬體。海馬體是專司記憶的腦區，我們所看到、聽到、觸摸到的現實本身的感覺，經過記憶判斷，而有了價值的不同或者遭到加工。

訊息送到額葉時，經過個人價值觀或往事加工後的虛擬現實也形成了。

這就是為什麼即使是在同一個地方，一起見證了同一件事情的人們，每個人的感想都不一樣。而額葉會依據這個虛擬現實命令身體動作，我們的身體便會配合虛擬現實行動。

在頂葉的階段，屬於生理現象的訊息送到額葉後，變成了心理現象的訊息。

虛擬現實的加工就是我們煩惱的種

子。

比方說，一早進公司遇到主管，他就遞來厚厚一疊的檔案說，「下午上班前整理好。」一頂葉接收到的訊息是，「拿到了一疊厚厚的檔案」與「下午上班前要整理好」。

但是，這個訊息在被送到額葉前，經過了記憶的加工，像是過去整理好的資料曾被主管打回票、主管自己都不做事、其他同事被誇獎等，到達額葉時已經變成「主管找碴」。因為「主管找碴」這件事情無法確認是否為事實，一旦受到此一心理現象束綁，不但沒有幹勁，也無法專心整理資料。

重視現實，壓制虛擬

腦內訊息依序是由頂葉流到額葉，但是這兩個腦區隨時處在角力狀態，一方活躍，一方就低落。

比方說，在田裡工作，什麼都不想，感覺頭腦清明。但是，接到一通令人震驚的電話後，就無法專心於眼前的工作。從事種田這類有強烈觸感或者身體動作的工作時，頂葉角力成功，因為感覺太過真實清晰，以至於無法起加工現實的作用，於是可以在真實感受中做著符合目的的動作。

不只是田裡的工作，包括煮飯、掃地、運動以及戶外活動等，不管是日常活動還是非日常活動，弄髒雙手、或推或拉、失去平衡，這類可以獲得強烈感覺的作業，會讓轉個不停的煩惱止息。

常聽在ＩＴ公司上班的人說在鄉下租了一塊地，週末會前往種菜。在虛擬世界工作時，額葉強勢，應該是為了取得平衡，而刻意在週末做些真實的工作吧。

在不自覺還能取得平衡的時候，我們還能夠持續想做的事情，可是一旦額葉強勢推進，並且長時間持續，腦部將無法靠自己取得平衡，就會愈來愈無法感受到身體的感覺。

這麼一來，因為無法感受到所做之事的效果，就會因為一些小事而放棄。

為了打造可以持續的腦部，有必要刻意製造將現實感覺傳送到腦部的機會。

【實踐！持續再持續】

將做到的程度量化為身體的反應

可視化生理現象的簡單作法是將它化為數字。

比方說，想要持續運動時，請留意表現好時的身體反應。

身體變得輕盈。

慢慢熱了起來。

頭腦放空。

任何感覺都好，請試著說出身體的感覺。然後，從一～五分，在運動完後為那個感覺評分，類似「今天是四分左右吧」。

將身體的反應數值化，就容易重現。實際請人嘗試用這個方法評分，發現即使是在變化停滯的停滯期（曾於第三章說明），也會從原本的二～三分變到三～

四分，就能注意到微妙的變化。

在評分的過程中，自然會形成屬於自己的定義，像是：這種感覺的時候雖然是四分，但因為少了那個部分，所以給三分。然後會去思考要怎麼動才能得到四分，自然能夠讓身體更接近好的狀態。

最近很多人使用戴在手腕等處的穿戴式儀器記錄。但是，相較於客觀量測到的心跳或者消耗卡路里，主觀評估發生在自己身上的變化的習慣，比較容易持續。

比喻身體的感覺

接著是與數值化完全相反的方法。覺得數值化不太容易的人，可以試試這個方法，也就是比喻身體的感覺。

身體的感覺是這樣的，如果沒有意識到，就跟沒有感覺是一樣的。雖然想要保持覺知，但是身體狀況的變化又是非常微妙，很難確實掌握。因此，平常就要試著練習比喻身體的感覺。

類似「好像……」。

「好像飄浮在空中」、「好像替生鏽的身體上油」、「好像頭與手分離，自己動了起來」，像這樣，去比喻發生在自己身體上的狀況。

這麼一來，**腦部會將比喻完全記住，可以直接叫喚出來，有助於重現身體動作。**

此時要注意的是，要去比喻順利進行時的身體狀態。

我們很容易在身體笨重、腦筋轉不動、沒有幹勁時用上比喻去形容它，類似「身體像鉛一樣重」等。這麼一來，腦部會記住不好時的比喻，而將之重現。

人類在身體狀況好的時候，不太會去注意到自己的身體，因此要有所自覺，盡量去比喻順利時的感覺，並且說出來。

提高體溫為持續所必須

如果因為受到身體狀況好壞的影響，而中斷了持續在做著的事情，有可能只是因為當時的體溫下降。

對生物來說，體溫下降意味著表現能力下滑。

比方說，體溫降低一度，氧氣消耗量會減少約百分之七。體溫下降，細胞對氧氣的需求減少，即使心肺功能停止也能避免細胞受損，這是維生機制。

舉這個例子不是要為心肺功能停止預作準備，而是要說，健康的人的體溫一旦降低，他的表現能力會跟著下降。如果為了持續，希望身體發揮穩定能力的話，就要下定決心停止會讓體溫下降的行動。

順道一提，體溫低是指深部體溫不到三十五度。深部體溫是第三章介紹過的內臟溫度。深部體溫的平均值在三十六點四～三十七點四之間變化，平常我們所量測的是體表溫度，深部體溫略高於它。

體表溫度與深部體溫有著相反的關係。

比方說，外面炎熱時體表溫度會升高，為了維持深部體溫，會流汗放熱。外面一旦變冷，會畏寒、發抖，以保持深部體溫。像這樣，透過體表的反應維持著深部體溫。如第三章所介紹的，**深部體溫愈高，我們的能力表現愈好。**

也就是說，若想要活得健康有元氣，一定要避免會讓深部體溫下降的行為。

這裡想要大家嘗試的是，不要喝加冰的飲料。

外食時，店家會提供加了冰塊的水，彷彿提供冰水是最起碼的服務。但是冰水對身體的表現沒有正面影響。

真要說的話，大概只有在便祕時有刺激腸道的效果吧。

喝冰水是直接降低深部體溫的行為，在這樣的狀態下從事必要做的事情，從身體的立場來看，就像一方面說「不要表現好」，一方面又說「給我拿出好成績」一樣。

臨床上，當患者表示不舒服時，很多時候是因為在日常生活中攝取太多生冷飲食所致。

所以如果想要有一個可以持續的身體，首先就要有意識地停止會冷卻身體的行為。

會話中不要忘了呼吸

你在工作上與人交談時，是否聽著聽著就忘了呼吸呢？

呼吸這個功能因為太過於全自動了，若非有意識地進行觀察，我們無法注意到自己是如何地呼吸。但是，腦部的狀態卻又完全地呈現在呼吸上。

觀察呼吸時，重點是看「吸氣」與「吐氣」的比例。

深呼吸時，我們會說「吸氣～吐氣～」。但是人類的呼吸機制是「先吐後吸」，請試著將空氣完全吐盡，吐盡後，應當自然會吸入空氣。空氣吐盡時，肺部呈現負壓，空氣就會被吸入。

因為這樣的機制，原本呼吸是「吐氣」時間較「吸氣」長。長短的參考是吸氣與吐氣是四比六。試著這樣做，或許會覺得呼吸相當緩慢。

呼吸是生理現象，是情感的源頭。不安、焦慮時，會覺得呼吸變得又急又淺。但其實是**腦部感應到又急又淺的呼吸，而生出「不安」或者「焦慮」的情感。**

部分神經過度活躍的癲癇患者，在出現呼吸變快的發作症狀時，即使沒有任何讓人不安的要素存在，他們還是會抱怨「不安」及「焦慮」。腦部在感到不安前，會下意識地進行快速且淺短的呼吸，因為那樣的呼吸而變得不安。

所以，如果能夠改變呼吸，就能改變情感。

就像每個人都有過這樣的經驗，緊張時透過深呼吸而得以和緩一樣，呼吸非常有助於調整內心。只不過，如果不知道自己平常是怎麼呼吸的，也無法意識到內心的變化，當然就無法好好控制自己。

跟講話速度快的人或者會施壓的人講話時，很多人會忘記呼吸。首先請觀察自己的呼吸，如果有停止呼吸的情形，在跟這個人講話時，就要提醒自己不要忘了呼吸。

這麼一來，就不會再生出突如其來的「沒有幹勁」這類心理反應。

在季節轉換的兩個月前做好準備

要意識到身體變化，最好先知道自律神經的機制。

你是否容易在季節交替時感到身體不舒服？這個時候，體內正在發生什麼事情呢？

季節交替影響到身體狀況以及心理上的不適，跟自律神經的機制有關。自律神經在取得活動模式的交感神經與放鬆模式的副交感神經的平衡下，支持著我們的日常生活。

自律神經一年做兩次大幅的切換。

在北半球，從春末到夏初，副交感神經變得活躍，而秋末到冬初則是交感神經活躍。若能幫助自律神經切換，就能預防季節交替時身體的不適。

那麼身體以什麼為基準來切換自律神經呢？答案是日照時間。

譬如，在日出急速變早的二月底到三月，如果能夠好好地曬曬早晨的陽光，身體會分泌甲狀腺刺激素，為兩個月左右以後急速上升的氣溫做好準備。

因為二月還很冷，要在這個季節爬到窗邊曬太陽真的很不容易。但如果因此而貪戀溫暖被窩得過且過，身體就會來不及準備。等到四月氣溫實際升高，起步晚了的身體疲於奔命，努力要拉抬副交感神經的作用，於是會生所謂的五月病（譯注），副交感神經旺盛，人於是提不起勁、缺乏運動、吃太多甜食。很多人就是在這個時候不再繼續持續了一段時間的事情。

同樣的，八月底到九月，日出會變晚，如果疏於將光線送到腦部，身體來不及搭上車，到了十月左右，便會感到易怒、沒有幹勁，甚至狂吃碳水化合物。

這被稱為冬季憂鬱症，是交感神經突然過於旺盛的狀態。此時因為情緒高漲，這也想做、那也想做，然後幹勁又會突然消失不見，又什麼都不想碰。

總之，要順利度過季節交替的時期，最重要的是早晨的陽光。

特別是二月底與八月底，要刻意走到窗邊，或者走到陽台，就能預防身體的不適以及避免心理疾病。

注：源自日本的名詞，常見於新員工、大學新鮮人身上，指因為無法適應新環境而發生的精神症狀的總稱。

第 5 章

透過持續提高成果

持續使命感比持續行動重要

你的身旁是否有這樣的人，看起來沒定性，頻頻更換做的事情，但是十年後、二十年後，卻拿出了紮實的成果，讓人看了服氣，「喔～原來這個人想做的是這件事啊」。

單純持續某件事情，有時也能開花結果。但也可能在持續一段長時間後，被反問「你還在做那件事情喔」，這時已經落後別人一大截。

逝去的光陰無法追回，等於浪費人生，還是希望各位能夠避免後悔。

「持續的技術」最後要介紹的是，為達成目的，雖然不至於不擇手段，但是不浪費每天發生的每件事情，一步步建構起未來成果的兩個方法。

這是要讓日常生活的每件事都與你的目標產生關聯。你將了解，雖然過往的自己不持久，但是每件事情都是達成「這個目標」的遠路。

這兩個方法是由下往上（Bottom-up）與由上至下（Top-down）。

由下堆疊而上的 Bottom-up 是說，不輕看每件微不足道的事情，把每件事情都當作自己的資糧。而由上至下的 Top-down 則是，從你所描繪的終點倒推，理出你正在做的事情的意義。

兩者共通的腦部機制是組塊化。

組塊化是有效提高記憶力的記憶法之一，也常被用來治療記憶障礙。因為人腦有容量限制，而這是找出資訊間的關聯，歸納為一組塊，為重要事情留下空間的方法。

你聽過魔術數字「7±2」嗎？

這是人類短期可記憶的容量。在聽到一長串沒有規則的數字後，將之正確複誦出來的「唱數」記憶遊戲，要將檢查者唸出來的「37194……」這類長串數字，從第一個數字開始正確無誤地回答出來。

這串沒有規則的數字羅列，每個數字代表一個記憶組塊，我們能夠記住的容量是7±2，也就是五～九個組塊，所以你最多只能回答到第九位數的數字，第十位以上則會答錯。

但是，如果能夠將幾個數字歸納成一個組塊，空出來的容量就會增加，就能夠回答更多位數的數字。比方說將「37194」改為「深情依舊是」的諧音，就能將五位數字變成一個組塊。

用這個方式建立組塊，雖然記憶容量不變，卻能增加實際可以記住的位數。相信你在準備考試時也曾經運用過諧音。

組塊化也能為持續的力量發揮很大的效力。日常生活中會發生很多事情，如果每件事情都佔用一個組塊，很快就要超過容量。為了避免這樣的事情發生，就要鍛鍊建立組塊的能力，也就是找出關聯性的能力。

找到上層的類別

我們先從 Bottom-up 的方法看起。

不管發生什麼事情，都能積極想到「這對〇〇有幫助」的人很令人羨慕。其實那種人的想法不見得都是積極、正面的，他們厲害的是能找出行動的關聯性，進而建立組塊的能力。

第一章介紹的多巴胺的強化學習，是大腦基底核的紋狀體（Striatum）裡的神經活動造成的，那是會對獎賞產生反應的神經。事實上，腦部還有一個會對獎賞有反應的神經，那就是前額區外側的神經。

紋狀體的神經活動會將某些特定事物視為獎賞而有所反應。相對的，前額區外側的神經會對某特定集團產生反應，把它當成獎賞。

假設A的腦裡只有紋狀體的神經，B的腦裡只有前額區外側的神經在作用。當A聽到這樣的提案，「為了健康經營，若能每天走一萬步，就能獲得休假」，因為可以休假，會努力走路，幹勁十足。

但是B的反應不一樣，他不只對休假有反應，還會去思考休假對自己的意義，去解讀那是屬於哪一類的獎賞，然後把休假當作與家人共度時光這個組別裡的一項。這麼一來，在B的腦中，可以獲得「與家人共度時光」的所有行動都是獎賞，因為努力走路，他想到減少加班早點回家、安排好時間在休假前把工作完成等也是獎賞，於是每件事情都積極去做。這組事情就是腦中的一個組塊。

這兩個人的差別是，相對於A聚焦在眼前的行動，B看到的是所有有關的行動。

對於無聊工作也能產生幹勁的組塊力量

像B這樣，將眼前的資訊抽象化，也就是解讀成更大分類的能力，是人類所具備的學習能力。

人類不會只從一件事情上學到一項，透過將「一件事情」歸納到大組塊中，就可以從一件事情學到許多事情，這才是可以在人生中持續重要「事情」的能力。

A與B在承接一項無趣工作時的反應也不一樣。

A對於無法獲得獎賞的無趣工作提不起幹勁。但是，B會從上一層的分類來看待無趣的工作。

比方說，被交代整理與自己無關的會議資料，即使是這種時候，他會看出整理會議資料的更高一層分類是「整理訊息，製作出清楚易懂的資料」，認為可以練習製作清楚易懂的資料。所以對B來說，這項無趣的工作變成了有意義的工作，變成了獎賞。

解讀眼前的訊息，找出更上一層分類的能力。若能鍛鍊出這個能力，不管處境如何，都能持續行動，都能將每項行動化為自己的資糧。

看到那樣的你，身旁的人一定會說你「好積極」。與打造積極的心態相比，解讀並找出上一層分類簡單太多了，而且不論何時、何種狀況都適用。

隨時想到「這是為了〇〇的練習」

前面說明了為活用前額區外側的功能，要鍛鍊找出上一層分類的能力。那麼，應該如何鍛鍊呢？

從運動員的談話，我們可以獲得一些提示。

比方說，很多馬拉松選手在跑出好成績後被問到感想，會這樣回答：「為下一場比賽做了很好的準備。」然後問到下一場比賽的感想，會回答：「可在好的狀態下進到〇個月後的〇〇。」

實業家們也是這樣的回答，談到失敗的事業，會說：「為了推展〇〇，已經知道需要△△。」談到暢銷的服務會說：「已經做好開展〇〇的準備。」類似這樣的感覺。

兩者的共通點是，永遠都不是「正式上場」，而是為了什麼的「練習」。

從表面上來看，容易誤以為是要有一個遠大的目標。但是從前面介紹的腦部機制來看，無關目標的高低、無關意志的高遠，他們看的是與眼前所做之事有關的要素組塊。

從事讀書或運動等，很難去分解思考必須具備哪些要素才有辦法持續，為了能夠簡單做到，試著把它們定位為「這是為了〇〇的練習」吧。只要在自己心裡做出決定即可，至於分類恰不恰當、是否真的有所關聯，那都不重要，不要想太難，總之先試著定位「這是為了〇〇的練習」。

實際嘗試之後，慢慢地你就會發現，其他工作也是同組的練習，然後感覺到別的工作是更上一層的分類，類似這樣去找出關聯，你將會看出所做之事的方向，「這都是為了〇〇」。

當看出最上一層的分類之後，你就會成為不管發生什麼事情，不管做什麼事情，都能持續朝自己的使命邁進的人。

說出來，記憶就會改變

請務必將「這是為了〇〇的練習」這句話說出口。不過，做簡報時，當然不能說「這是為了下次簡報的練習」，那就太失禮了，那種時候放在心裡，提醒自己「這是〇〇的練習」就可以。

說出口，對腦部的意義極大。

現在已經證明，說出口之後，原本有關事實的記憶細節會受損，也就是說，記憶會變淡，變得不清楚。在說出口的時候，腦部會製造出不同於原始記憶（未說出口階段的記憶）的別的記憶，然後，說出口時所打造的記憶反而比事實的記憶更加鮮明地被憶起。

從事前面提到的無趣工作時，一旦說出「這是〇〇的練習」，除了那個無趣工作本身的記憶外，又會再製造出另一個「做了〇〇的練習」的記憶。因為說出口的記憶會比原來的記憶更加鮮明地被憶起，所以在腦中就變成「只是練習，沒什麼大不了」。

這就像做了什麼體驗後，被問到「是什麼感覺？」，要說明時，相較於依稀記得的情景，說明時用到的字眼以及說明時想像的畫面，彷彿才是事實般都記得。

聽到這裡，或許有人會持負面想法，擔心「說出口之後記憶會被替換嗎？」。

但是，這是穩定內心的有用功能。剛經歷震撼事件時，我們很難用言語表達，經過一段時間可以說出口後，會覺得從強烈的震撼中得到解放，感覺心情也得以整理。

腦部會透過言語解讀發生的事件，然後記住它。了解這項作用後，不管我們處在怎樣的狀況，為了往自己的道路邁進，刻意說出口，在腦中製造屬於自己的記憶是很重要的。

要細心探究發生在自己身上的情感

能夠找出上一層的分類之後，就會知道，發生的每件事情都是有意義的。腦部會將這句話重新解讀為，「發生的每件事情，對自己的〇〇都是有必要的」。

當然，過往的討厭事件也可能是往前邁進的必要材料。只不過，如果過去曾因為某些討厭事件而半途而廢，自己又無法想通那件事情，是很難再有幹勁的。

那個時候，就要仔細剖析發生在自己裡面的情感。

很多時候，一有討厭的事情，記憶就會被情感掩飾，以至於想到那件事情時，往往獨漏事情發生前的過程。因此請不要只是回想討厭的事情，請依時間先後順序，仔細爬梳事件的前與後，自己內心有哪些情感起伏。

一旦能夠做到，將會了解那討厭事件的發生是必然的，而那些情感的起伏變化，雖然是發生在自己身上，卻彷彿是別人的故事。

當腦部有所不明白，將無法命令身體動作。也就是說，**當我們不明白自己內心發生了什麼事情時，是無法採取行動的。**如果能夠依照時間順序整理出情感的變化，腦部就能夠明白事件的意義。

事實上，在「明白」的狀態下，是不會發生屬於身體變化的情緒反應。因為不明白，才會一想到，就出現心跳不已、冒冷汗等情緒反應。一旦能夠理解時間先後順序下的情感起伏，那些反應將不再發生。

如同第四章所介紹的，情緒反應是我們的不安以及擔憂的源頭，只要能夠讓腦部「明白」，我們就能夠遠離不安以及擔憂，朝自己的道路重新邁進。

從目標倒推

接著要介紹 Top-down 的方法。

據說西洋棋大師在下棋時，腦中想的是從「將死」（Checkmate）回推到當下的步驟。這個方法正是組塊化，能夠避免腦容量被無用的資訊佔據。

你玩過詰將棋嗎？這不是一般日本將棋的對弈，而是有點益智遊戲的感覺，要從殺將致勝回推到排局，想出解法。

先有目標，再從目標規劃出回到現況的步驟，對我們的持續能力也有很大的幫助。比方說，創業時，要創生新的商業模式是目標，往前倒推，表示募集到資金、有一群協助集資的夥伴、認識那些夥伴裡的關鍵人物、在可能是關鍵人物的面前發表簡報、簡報前請對方試用樣品協助取得數據、為了取得數據要製作樣品、為了製作樣品要調查有哪些類似的服務……像這樣，倒過來規劃，將會很清楚現在的自己所在的階段，現在做的事情對什麼有幫助。相反的，也就不會分心在無關此規劃的資訊上，就能避免浪費組塊。

如果你不清楚每天花時間在做的事情的目的，就會像第二章所介紹的，感覺「被迫」，而重複著失敗。

如果能夠從終點往回推算，掌握所在位置，將會知道眼前的工作有利於自己的哪些部分，自然能夠做出選擇、採取行動。

看到下下一個目標

不要因為不清楚未來的目標，而認為無法從終點倒推。即便無法定出未來的遠大目標，還是可以運用從終點倒推的方法，只要能夠設定出眼前目標的再下一個目標就行。

比方說，你有一個目標是在一個共同發表會上發表目前的工作成果。那麼，也同時定出發表後的下一個目標，像是：發表後要整理出從決定發表到發表前所經歷的一連串過程，要打造一個機制，讓同一個職場裡有更多人參與發表。這麼設定後，即使每天還是一成不變，你的著眼點也會不同。

看到資淺的同事為了出狀況的工作煩惱，如果沒有設定出眼前目標的再下一個目標，你可能會覺得不耐煩，覺得「佔用了我的寶貴時間，這些時間可以拿來準備簡報說～」而一旦有了眼前目標的再下一個目標，這位資淺同事的煩惱，就變成了打造大家發自內心，願意發表的機制的寶貴材料。

隨時都先設好眼前目標的再下一個目標，將會清楚自己的所在位置，那些伴隨工作而來，看起來非常沒有效率的雜事，也都跟終點有了關聯。

【實踐！提升成果】
將檔案名稱取為 Vol.○

一旦能夠「持續」，而且可以「持續再持續」之後，接下來要教各位如何運用到實際「提升成果」的具體方法。

首先，要延續前面介紹的，做任何事情都要先想到「這是為了○○的練習」。為了如自己所想，隨時維持在練習的狀態，一個簡單的方法就是，存檔時的檔案命名方法。

如果過往你的檔案命名方式是「基礎」或者「完成版」、「完成版修正」這類名稱，請試著將它全都改為數字，類似「vol.1」、「vol.2」或者「ver.1」、「ver.2」。

現在的工作不是正式演出，都只是為了○○的練習，那份工作沒有所謂完成的一天。

就像這樣，試著在平常的工作中改變工作的管理方法，也是找出上一層分類的訓練。

以學校的學科為自己所使用的能力分類

當我們在探究什麼的時候、靠著自己落實的時候，必須要動員具備的所有能力。

自己到底具備怎樣的能力呢？如果有一個標準可以量測，就能夠知道今天發生的事件是否有助鍛鍊這個能力，或者因為這個能力還沒有機會發揮，知道自己其實還可以做這樣的事情，就能夠從平常的行動中看出更上一層的分類。

在進入社會之前，我們都受過義務教育，義務教育裡的這些學科是我們所具備的能力的基礎，有國語、算術、理科、社會、英語、音樂、工藝、保健體育、家政科等。請不要又去想自己擅長哪一科、不擅長哪一科。其實我們都有一顆具備了這些能力的腦袋。

請回顧過往的生活，想想在學校學的哪一科，在哪些方面派上了用場。

因為有機會在人前講話，所以應該是國語課；有些資料需要計算成本效率，所以是算術；簡報資料的排版會用到工藝課……類似這樣，試著想想各科出現在生活中的哪些場合。

如此，就能客觀看到，腦部這台機器所具備的能力，是否物盡其用沒有浪費？或者還有隱藏的能力束諸高閣？去想想閒置的能力可以用在哪些地方？虛度光陰可能跟怎樣的能力有關等等。

透過這樣的方式，就能夠從更上一層的分類檢視現在的自己，就能夠活用所有發生的事件，不會白費。

將虛擲的時間置換成專心的時間

試著將自己的行動換成時間，無論再怎麼虛擲時間，也能有助抵達終點。

比方說，累了回到家，打開電腦想要看電郵，卻開始追劇，等到回神時已經是十二點。如果發生了那樣的情況，不要只是後悔「時間就這樣浪費掉了」，建議用時間這個尺度，搞清楚腦子裡發生了什麼事。

「十點洗好澡，回過神時已經是十二點，所以掛在網路上兩個小時。今天在公司，花了一個小時開會決定新企劃的方向，也就是說，用那些虛度了的時間，還能夠再寫一個企劃案」。類似這樣的感覺，試著用時間這個共同尺度來丈量，就會清楚自己所度過的時間可以如何有效利用。

將虛擲的小時數置換成充實的小時數，就會知道自己還有很多成長空間。

這麼一來，因為怠惰而對時間有了不同的體會，反而有助於提升工作效率。這麼做的目的不是為了做更多工作。

想與家人多多相處或者從事嗜好活動、自我學習等，卻常因為忙碌而覺得沒有時間，但可能因為今天午休前專心工作了一個小時，而聯想到假日或許也能從哪裡擠出一個小時。類似這樣，為以為沒有足夠時間，而告訴自己辦不到的事情，想出可以實現的方法。

不管做什麼事情，只有時間是一樣地流逝，如果以一個小時或二個小時，也就是時間長度來分組，可以將任何工作歸為同一組。

在做很多事情感到忙碌時，是因為使用了很多組塊的緣故。**如果可以創造出時間長度一個小時的組塊，一個小時可以完成的工作都能歸納到這個組塊中**，卻只佔了一個容量，剩餘容量增加了，因應能力也就能提高。

想像自己是紀錄片的主角

你是否看過人物紀錄片？如果有喜歡的紀錄片，請想像自己就是劇中的主角。紀錄片的拍攝過程雖然是朝未來在進行，但是播出時是一種倒敘的手法。當發生重要事件，可以想像自己在節目中場配入這樣的旁白：「這裡出現了重大轉機。」就能清楚現在的所在位置。

如果不知道如何為漫長人生描繪出終點，可以試著將人生套進六十分鐘長的節目中，就能簡單從終點算出現在的位置，然後自己加上旁白，類似「這裡將要開始發揮本領」，就能了解現在並非目的地，是遙遠終點的中途站。

即使正在挑戰新事物，把它視為一部紀錄片給組塊化，遇到困難時不要覺得「完蛋了」而想要放棄，告訴自己才在途中，這只是為了炒熱節目的橋段，一定能夠超越難關，迎接幸福的未來。

發出聲音思考的發話思考法

「這個長〇公分，需要〇公分以上的櫃子才能放進它。」你是否曾經像這樣，唸唸有詞地想事情呢？其實發出聲音思考也有助於組塊化。

各位應該有過這樣的經驗，遇到不懂的事情時，試著將它置換成懂的事，結果就懂了。

比方說，煩惱怎麼找到新客源時，試著置換成入學時得買齊的必要物品，必須找出需要那些東西的人，以及他們購買的時間點，進而推銷給他們。類似這樣，置換成自己經驗過的或聽過的事情之後，就找到答案了。

透過找出關聯性、透過置換而出現答案，是因為腦中想到了相關的組塊。發出聲音思考時，因為會動用各種詞彙來形容那個煩惱，光是如此，關鍵字就會增加，將更容易搜尋到腦內的組塊。

只不過，要有效運用發話思考法是有技巧的。

曾經有研究將學習過程中喃喃自語的內容做了分類。大學生在解題時，口中唸唸有詞的話分成四組，成績好的群組說的是「這好像〇〇」，進而找出了關聯性，不過僅佔參加者的百分之二十二，最多的喃喃自語是有關失敗或者看不懂題目，佔了百分之五十三。

你在想事情時，口中唸唸有詞的是否是「完蛋了」、「不懂」、「怎麼辦」嗎？靠這種嘟噥是找不到腦內組塊的，當然也就無法找到答案。

遇到問題時，用找尋與腦內組塊的關聯字眼，像是「這個跟〇〇像嗎？」、「把它當作〇〇去想想看」、「這如果是〇〇時」等，就能順利找到腦中的某個答案。

結語

先進的時代更需要與腦部開展良好的關係

有一天，我到病房接一位因為運動神經元症導致手部僵直，無法隨心所欲動作的患者時，看到床邊的桌子上擺了一個罐頭。

又不是用餐時間，為什麼會有罐頭呢？

看出我所想的病患這麼對我說：「我的手一直在製造這個罐頭。」

她從年輕時就在罐頭工廠工作了幾十年。

她對於用那雙手持續生產罐頭一事充滿驕傲，還很開心地把罐頭拿給我看。

當時的我只想著怎麼讓不能動的手動起來，所以聽到她這麼說，真是為自己的膚淺感到羞愧。對她來說，動手這件事情的意義超乎我所想，無法做到的心情，只有真正遭遇到那種狀況的人才能夠理解。

人生中所持續從事的事情會刻劃在身體裡。像是手的形狀以及姿態、走路的方式、說話的方式，還有笑容等。

腦部記住身體的動作進而模式化，而我們透過那些動作度過每一天，然後不知不覺地，它成了我們特有的身體動作。很多時候，從身體的形狀或動作，就能夠想像對方過著怎樣的生活。

刻劃在身體裡的，是跟著腦部經過漫長歲月打造而成的，而能夠對此感到引以為傲的人生，實在令人動容。

本書從復健的角度為大家介紹了從日常生活中活出自己的方法。

現今已是二十四小時數位化的社會，我們今後應該會繼續追求更便利的生活。而有了便利的生活，被取代了的能力會變得更衰退。

因此，現在需要的是不同於以往的腦部運用機制，必須要打造與腦部之間的新關係。

如同序章中所提到的，只有閱讀過本書的你，才知道哪些部分對現在的你有用。

不只是現在，未來還會發生許多事件，如果本書有助於以你的方式克服那些事件，將是我無上的喜悅。

未來，希望你能對自己的腦部機制懷抱興趣，與腦部開展良好的關係，刻劃出屬於自己的體態、姿勢以及笑容。

國家圖書館出版品預行編目(CIP)資料

持續的技術 / 菅原洋平著 ; 朱麗真譯. -- 初版. -- 臺北市 : 商周出版 : 家庭傳媒城邦分公司發行, 民108.01
240面 ;14.8×21公分. -- (Beautiful life ; 65)
譯自 : やめられない!ぐらいスゴイ続ける技術
ISBN 978-986-477-594-1(平裝)

1.健腦法

411.19　　107021424

Beautiful Life 65

持續的技術

原著書名／やめられない!ぐらいスゴイ続ける技術
原出版社／株式会社KADOKAWA
作　　者／菅原洋平
譯　　者／朱麗真
企劃選書／劉枚瑛
責任編輯／劉枚瑛

版權部／黃淑敏、翁靜如、邱珮芸
行銷業務／張媖茜、黃崇華
總編輯／何宜珍
總經理／彭之琬
發行人／何飛鵬
法律顧問／元禾法律事務所　王子文律師
出　版／商周出版
台北市104中山區民生東路二段141號9樓
電話：(02) 2500-7008　傳真：(02) 2500-7759
E-mail：bwp.service@cite.com.tw
Blog：http://bwp25007008.pixnet.net./blog
發　行／英屬蓋曼群島商家庭傳媒股份有限公司城邦分公司
台北市104中山區民生東路二段141號2樓
書虫客服專線：(02)2500-7718、(02) 2500-7719
服務時間：週一至週五上午09:30-12:00；下午13:30-17:00
24小時傳真專線：(02) 2500-1990；(02) 2500-1991
劃撥帳號：19863813　戶名：書虫股份有限公司
讀者服務信箱：service@readingclub.com.tw
城邦讀書花園：www.cite.com.tw
香港發行所／城邦(香港)出版集團有限公司
香港灣仔駱克道193號超商業中心1樓
電話：(852) 25086231傳真：(852) 25789337
E-mailL：hkcite@biznetvigator.com
馬新發行所／城邦(馬新)出版集團【Cité (M) Sdn. Bhd】
41, Jalan Radin Anum, Bandar Baru Sri Petaling,
57000 Kuala Lumpur, Malaysia.
電話：(603)90578822　傳真：(603)90576622
E-mail：cite@cite.com.my

美術設計／簡至成
印　刷／卡樂彩色製版印刷有限公司
經銷商／聯合發行股份有限公司
電話：(02)2917-8022　傳真：(02)2911-0053

■2019年（民108）1月28日初版
Printed in Taiwan

城邦讀書花園
www.cite.com.tw

定價／320元

ISBN 978-986-477-594-1

YAMERARENAI! GURAI SUGOI　TSUZUKERU GIJUTSU

Beautiful Life

Beautiful Life